LE COEUR

dans la Diphtérie

PAR

Le Dr Joseph GIRARD

ANCIEN INTERNE DES HOPITAUX DE PARIS
ANCIEN MONITEUR DE TUBAGE ET DE TRACHÉOTOMIE
A L'HOPITAL DES ENFANTS-MALADES

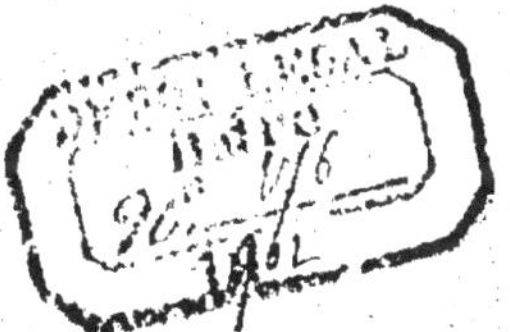

LIBRAIRIE MÉDICALE ET SCIENTIFIQUE
JULES ROUSSET
PARIS. — 36, Rue Serpente. — PARIS
(EN FACE LA FACULTÉ DE MÉDECINE)

1902

LE COEUR

dans la Diphtérie

PAR

Le Dr Joseph GIRARD

ANCIEN EXTERNE DES HOPITAUX DE PARIS
ANCIEN MONITEUR DE TUBAGE ET DE TRACHÉOTOMIE
A L'HOPITAL DES ENFANTS-MALADES

LIBRAIRIE MÉDICALE ET SCIENTIFIQUE

JULES ROUSSET

PARIS. — 36. Rue Serpente. — PARIS

(EN FACE LA FACULTÉ DE MÉDECINE)

1902

A MES MAITRES DE L'ÉCOLE DE ROUEN :

MM. PÉTEL, BATAILLE, GARGAM, BRUNON.

A MES MAITRES DANS LES HOPITAUX DE PARIS

MM. LE DENTU, MAUCLAIRE,
GOURAUD, CHAUFFARD, SEVESTRE,
MERKLEN, AVIRAGNET, LEGRY,
MAYGRIER.

A MES MAITRES DANS LES LABORATOIRES :

MM. ROUX, METCHNIKOFF, A. PETTIT,
SUCHARD.

INTRODUCTION

Au nombre des plus redoutables complications de la diphtérie, se placent les complications cardiaques; aussi de nombreux travaux ont-ils été consacrés à leur étude.

Dès 1842, Werner (de Linz) rapporte l'observation d'un homme mort subitement à la suite d'une angine diphtérique; ayant trouvé dans les cavités cardiaques des caillots qui ne lui parurent pas cadavériques, il leur attribua la mort subite. Mais un essai de pathogénie ne put être tenté que du jour où les travaux de Trousseau, de Maingault eurent mis en lumière l'existence de paralysies dans la diphtérie; dès lors, il sembla naturel de rattacher à des phénomènes du même ordre les désordres observés du côté du muscle cardiaque : la théorie nerveuse allait régner en maîtresse pendant de longues années, les uns invoquant des lésions bulbaires (Duchenne de Boulogne, Pérate, Billard, Bailly, etc...), d'autres une altération du pneumogastrique (Gulat, Suss).

Cependant des voix s'étaient élevées contre cette

théorie trop exclusive : Werner, Richardson, Beau, Robinson Beverley, invoquent la thrombose cardiaque, Bridger Jones, Bouchut et Labadie-Lagrave, l'endocardite : la théorie cardiaque, indéfendable sous cette forme, ne devait pas résister aux critiques de Parrot, de Homolle. On chercha alors dans les lésions du myocarde lui-même la cause des accidents.

Depuis le travail fondamental de Virchow sur « l'inflammation parenchymateuse » et de ses élèves Bötcher, Stein, etc., la notion de la myocardite s'était peu à peu répandue. Zenker, Hoffmann avaient décrit les lésions de la myocardite typhoïdique. Breestowe, Hillier, Ranvier signalent les mêmes lésions dans la diphtérie ; peu à peu, avec les recherches de Mosler, Rosenbach, Hayem, Birsch Hirschfeld, l'histoire de la myocardite diphtérique se constitue, et le mémoire de Leyden (1882) semble définitivement établir son existence, au point de vue clinique comme au point de vue anatomique.

La découverte du bacille de la diphtérie par Lœffler, de sa toxine par Roux et Yersin transporte la question sur le terrain expérimental : les lésions cardiaques, leur évolution sont précisées par Welch et Flexner, Comba, Mollard et Regaud, tandis que Pæssler et Romberg, Enriquez et Hallion, Guinard et Artaud, etc., étudient l'action des poisons du bacille de Lœffler sur l'appareil circulatoire.

Dès lors, les accidents cardiaques de la diphtérie vont être rangés en deux groupes bien distincts : accidents nerveux, paralytiques, d'une part ; d'autre part, myocardite.

Nous nous proposons dans cette étude de rechercher si les faits s'accordent d'une division aussi tranchée. Après avoir étudié la symptomatologie de ces accidents, nous passerons en revue les lésions observées à l'autopsie, les constatations physiologiques faites par divers auteurs sur l'action du poison diphtérique sur l'appareil circulatoire ; armé de ces données, nous pourrons alors aborder la pathogénie de ces troubles.

ETUDE CLINIQUE

Dans toute diphtérie un peu intense on observe dès le début des modifications marquées du pouls qui devient mou, dépressible. Friedmann mesurant la tension artérielle avec l'appareil de Von Basch, chez des enfants, a constaté un abaissement notable de la pression. D'après lui, tant qu'elle ne tombe pas au-dessous de 90 millimètres chez les grands enfants, au dessous de 75 millimètres chez les petits, le pronostic reste bon ; à 75, il devient sérieux : au-dessous de 65, il est presque fatal.

En même temps le pouls s'accélère, monte à 120, 130, et cette accélération persiste, quoique moins marquée qu'au début, pendant toute la période d'état, alors même que la fièvre a cessé ; cette persistance de la rapidité du pouls s'observe dans les formes graves ; lorsqu'elle atteint 150 pulsations, la mort est presque fatale ; l'étude du pouls peut également faire prévoir les rechutes : lorsqu'après avoir repris pendant quelques jours ses caractères normaux il redevient rapide, on doit craindre un retour offensif de la maladie (Barbier).

La convalescence s'annonce au contraire par le ralentissement du pouls, d'ordinaire modéré, mais qui parfois peut être très marqué (40 dans un cas de Barbier). Cette bradycardie de la convalescence peut persister pendant plusieurs semaines (trois mois dans un cas de Legendre). Parfois aussi, on peut observer des palpitations, et, surtout chez l'enfant, un peu d'arythmie. Dubrisay a rapporté l'observation d'une dame de trente ans qui conserva pendant plusieurs mois des palpitations et des intermittences cardiaques. L'examen du cœur ne révélait aucune lésion. La guérison survint à la suite d'un traitement par les toniques et les ferrugineux.

L'absence de tout symptôme grave, l'amélioration progressive de l'état général permettront de rapporter ces troubles du pouls à leur véritable cause, de ne pas les confondre avec ceux d'un pronostic tout différent que l'on observe dans la paralysie cardiaque.

Tels sont les troubles habituellement observés du côté de l'appareil circulatoire dans les formes graves de diphtérie : ils jouent en somme un rôle relativement effacé dans la symptomatologie.

Mais il est d'autres cas, plus rares, où les troubles cardiaques frappent d'emblée par leur intensité ; ils dominent la scène, donnant à la maladie un caractère bien spécial, et réalisant une véritable *forme cardiaque de la diphtérie* : c'est de cette forme surtout que nous devons nous occuper.

Elle s'observe surtout à la suite de diphtéries graves, toxiques : l'âge, le sexe ne paraissent pas avoir d'influence sur la fréquence de cette redoutable complication. Toutefois, d'après Cleon Melville Hibbard, elle s'observerait plus souvent dans le sexe masculin ; le même fait a d'ailleurs été signalé pour la paralysie diphtérique et peut s'expliquer par la plus grande fréquence de la diphtérie chez les garçons (Rilliet et Barthez, Trousseau).

Rabot et Philippe sur 500 cas de diphtérte ont observé ces accidents 22 fois ; cette proportion nous parait un peu forte : sur un total d'environ 400 cas, nous ne les avons constatés que 5 fois: il est d'ailleurs difficile d'arriver à des chiffres très précis car il s'agit rarement d'une complication précoce ; le plus souvent c'est à une période avancée, vers le 12e, 14e jour, qu'apparaissent les premiers troubles, parfois beaucoup plus tard, alors que le malade, en pleine convalescence, a quitté l'hôpital: il s'agit en somme d'une complication tardive, comme la paralysie diphtérique et de fait il y a le plus souvent coïncidence de phénomènes paralytiques plus ou moins étendus ; d'ordinaire les troubles cardiaques apparaissent à la suite de la paralysie du voile et du pharynx, parfois même lorsque celle-ci est en voie de régression et que tout danger parait écarté; dans d'autres cas, la paralysie se généralise progressivement et après avoir touché un plus ou moins grand nombre de muscles, frappe le cœur (obs. XIX). Exceptionnellement enfin comme dans l'intéressante observation de Landouzy (obs. XVI), la paralysie cardiaque ouvre la scène et constitue le prélude d'une paralysie généralisée.

Les troubles cardiaques peuvent exister d'ailleurs

en dehors de tout autre phénomène paralytique, c'est pour ces cas surtout qu'on a parlé de myocardite.

Les choses se passent en général de la façon suivante : un malade est arrivé au 12e, 14e jour d'une diphtérie grave. La gorge s'est détergée peu à peu, l'engorgement ganglionnaire diminue, l'état général parait s'améliorer : depuis quelque temps cependant on constate des signes de paralysie du voile du palais, paraissant sans gravité. Brusquement la scène change, le malade reste étendu, dans une prostration profonde, la face présente une pâleur de cire, presque caractéristique. Vient-on à prendre le pouls, il apparaît d'une mollesse extrême. Les bruits du cœur vont s'assourdissant progressivement, bientôt apparaissent des vomissements incessants, les extrémités se refroidissent et en quelques jours, parfois en quelques heures le malade, qui jusqu'au bout a conservé sa pleine connaissance, succombe.

Tels sont, rapidement esquissés, les principaux symptômes de la paralysie cardiaque.

La pâleur du visage et des muqueuses est un signe de grande valeur sur lequel Gulat, Rabot et Philippe ont justement insisté. C'est une pâleur spéciale, rappelant, suivant l'expression de Gulat, la couleur de la cire vierge, et dont l'apparition permet d'affirmer l'imminence de troubles cardiaques graves.

Les vomissements présentent des caractères spéciaux rappelant les vomissements cérébraux ; ils se produisent sans effort, « ressemblant à de simples régurgitations » (Rabot et Philippe).

Leur apparition est souvent précoce et doit attirer l'attention du côté du cœur. Contrairement à l'opinion de Rabot et Philippe qui les considèrent comme « inconstants, légers, surtout marqués au début et passant facilement inaperçus », nous les avons trouvés dans tous nos cas, intenses, répétés, et ils persistèrent jusqu'à la mort. Lorsqu'ils se présentent avec ces caractères d'intensité, nous les considérons avec Ormerod, Samuel Gee, Rolleston, comme d'un pronostic des plus sombres.

Le pouls présente des modifications profondes, qui parfois surviennent brusquement, en quelques heures ; il devient d'une mollesse extrême, comme vide (Unruh).

La tension artérielle baisse de plus en plus, bientôt les pulsations disparaissent à la radiale et sont à peine perceptibles au niveau des gros troncs artériels.

Le pouls peut rester régulier jusqu'à la fin ; plus souvent peut-être on observe de l'arythmie : pouls bigéminé, irrégularités extrêmes, rappelant parfois le pouls méningitique ; dans un cas (obs. XI) L. Henry a observé un rythme assez particulier, coïncidant avec le rythme de Cheyne Stokes respiratoire et calqué sur lui ; « le pouls augmentait progressivement d'intensité après avoir été diminuant de façon à produire la sensation d'une ascension et d'une descente continue ». Le plus souvent, surtout au début, le pouls est accéléré à 130, 150 ; parfois la tachycardie devient extrême, mais il n'est pas rare de trouver un ralentissement du pouls parfois très marqué. Dans une thèse récente, Henry a donné une excellente description de cette bradycardie diphtérique ; tantôt il s'agit d'un ralen-

tissement apparent du pouls, il s'agit de faux pas du
cœur, de systoles avortées et l'ondée sanguine n'atteint pas la radiale ; tantôt il s'agit d'une bradycardie
vraie, comme le montre l'auscultation du cœur : les
battements du cœur peuvent tomber à 28 (obs. VI),
21 (Vincent), 20 (Lichtfield) 16, (W. Jenner), 10 même
(Laing Gordon).

La guérison peut survenir lorsque cette bradycardie n'est pas extrême : dans un cas de Chapin, ter-
miné par la guérison, le pouls s'était maintenu pendant
quatre jours à 40. Néanmoins nous croyons avec West
que « quand on l'observe, ce ralentissement du pouls
a une importance sérieuse et que l'on doit mal augu-
rer de tout cas dans lequel les battements du cœur
tombent au-dessous de la normale ». Henry, dans une
statistique assez étendue arrive à une mortalité de
70 0/0. Les trois cas de pouls lent avec guérison rapportés récemment par Barbier nous paraissent rentrer
plutôt dans le cadre des bradycardies de la convalescence, et d'ailleurs dans un seul de ces cas, le
ralentissement fut assez marqué (40).

La palpation de la région précordiale peut donner
au début la sensation d'un choc exagéré, de battements tumultueux, mais bientôt le choc du cœur
s'affaiblit, on ne sent plus qu'une sorte d'ondulation
de la région précordiale (tremblement du cœur de
Lancisi) qui traduit l'affaiblissement considérable du
cœur (Leyden).

La matité cardiaque peut rester normale : d'ailleurs
sa recherche chez l'enfant est malaisée. Mais fréquemment la recherche du siège du choc de la pointe com-

pinée à la percussion montre une dilatation, parfois considérable, qui peut se produire en quelques heures. D'après Lees, tant que la matité cardiaque ne dépasse pas un travers de doigt en dehors de la ligne mamelonnaire gauche, il n'y a pas de danger immédiat. Si elle atteint ou dépasse deux travers de doigt, la mort est à craindre à bref délai. Cependant dans nombre de cas terminés par la mort on trouve notée expressément l'absence de toute dilatation.

Au début des accidents on trouve notée, dans quelques observations, une sorte d'éréthisme cardiaque se traduisant par l'exagération d'intensité des bruits du cœur contrastant avec la faiblesse extrême du pouls; mais bientôt ils s'assourdissent à leur tour, le premier bruit devient de plus en plus sourd et peut disparaître ; tantôt l'auscultation révèle une tachycardie extrême, avec embryocardie ; tantôt un ralentissement considérable des battements cardiaques, l'allongement portant surtout sur le grand silence, alors que le petit silence reste normal. En même temps, on pourra constater un dédoublement du deuxième bruit, des irrégularités, des faux-pas du cœur, parfois un rythme couplé typique (obs. III, VIII) donnant l'impression d'un cœur digitalisé ; l'existence d'un bruit de galop est assez souvent notée; sa signification pronostique est des plus sombres. Enfin, dans 10 0/0 des cas d'après Cléon Melville Hibbard, il existe des bruits de souffle, doux, légers, siégeant le plus souvent à la pointe, et dus à la dilatation du cœur que traduit également une augmentation considérable de la matité hépatique (Baginsky). Exceptionnellement il s'agit de souffles d'endocardite (cas de Howard, de Mya). Licharewski, chez une fillette de 8 ans, présentant un œdème intense de la face et des extrémités inférieures, avec urines très albumineuses, vomissements, douleurs épigastriques, palpitations, trouva en même temps qu'un souffle systolique de la pointe, des frottements péricardiques. Malgré la gravité de ces accidents, l'enfant guérit. S'agissait-il bien d'une péricardite diphtérique? On peut se demander si ce cas ne rentre pas plutôt dans le cadre de la péricardite urémique.

A cette période, la gêne de la circulation devient extrême, des hémorrhagies apparaissent : épistaxis, hématémèses, larges ecchymoses ; l'œdème s'accuse au niveau des membres inférieurs, sans toutefois présenter d'ordinaire l'intensité des grands œdèmes asystoliques ; les extrémités se cyanosent et se refroidissent, la température centrale, le plus souvent normale ou voisine de la normale, peut tomber à 35°, 32°3 (Laing Gordon).

Les malades, plongés dans une prostration profonde, restent étendus, sans voix, indifférents à ce qui les entoure : cette apathie singulière est parfois le signe prémonitoire des troubles cardiaques (Guthrie). Plus rarement, au contraire, les malades, agités, cherchent à se lever ; profondément angoissés, ils se lamentent, sentant la mort imminente, mais jusqu'à la fin gardent leur pleine connaissance. Souvent surviennent des lipothymies, des syncopes. La *syncope avec mort subite* peut survenir sans aucun phénomène prémonitoire, chez un malade dont le cœur semblait jusque là fonctionner normalement (obs. I, II) ; de tels faits ne sont pas très rares,

Plus souvent des troubles cardiaques alarmants avaient déjà donné l'éveil ; brusquement, à l'occasion d'un effort, d'un mouvement, ou sans cause apparente, la pâleur s'exagère et devient extrême, les pulsations radiales, les battements du cœur et la respiration se suspendent ; la syncope n'est pas toujours mortelle ; alors, au bout de quelques secondes, les battements du cœur reparaissent, le visage se colore et quelquefois, malgré plusieurs syncopes successives, la guérison définitive peut survenir.

Souvent les malades accusent des *douleurs* parfois très violentes, qui témoignent des désordres profonds de l'innervation. Ce sont des douleurs précordiales, tantôt simple sensation de gêne, de pesanteur, tantôt douleur angoissante, constrictive, déchirante, avec ou sans hyperesthésie cutanée, et parfois irradiation dans le bras gauche, rappelant l'accès classique d'angine de poitrine (J. Moore). Gulat, Suss, tout en exagérant leur fréquence, ont bien décrit les douleurs abdominales ; ce sont des coliques extrêmement violentes (obs. XIII) siégeant le plus souvent dans la région épigastrique, irradiant parfois vers le rectum où elles produisent un ténesme violent ; tantôt continues, tantôt revenant par crises, elles peuvent, par leur coïncidence avec des vomissements, prêter à confusion avec la perforation intestinale ou l'appendicite. Parfois elles précèdent les troubles cardiaques et doivent alors en faire redouter l'apparition (Gulat).

Plus rarement on observe des crises diarrhéiques.

A ces symptômes divers, s'ajoutent parfois des *convulsions* : tantôt simples mouvements convulsifs de la face et des membres précédant de peu la mort, tantôt au contraire véritables accès épileptiformes, avec perte de connaissance, convulsions toniques et cloniques, coma final avec respiration stertoreuse. L'association de ces crises épileptiformes aux syncopes et à un ralentissement extrême du pouls peut réaliser un véritable « pouls lent diphtérique » (Henry) rappelant la symptomatologie de la maladie de Stokes Adams (obs. XII).

Très fréquemment, on observe des *modifications du rythme respiratoire* (d'où le nom de « paralysie cardio-pulmonaire » employé par Cadet de Gassicourt) : respiration lente, irrégulière, suspirieuse, rappelant la respiration méningitique, rythme typique de Cheynes Stokes, plus souvent polypnée extrême avec dyspnée intense — *sine materia*

Les urines sont le plus souvent albumineuses (11 fois sur 15 cas, d'après Cleon Melville Hibbard) ; l'albuminurie du début reparaît ou augmente au moment des accidents cardiaques ; en même temps la quantité des urines est d'ordinaire très diminuée ; elle peut rester cependant sensiblement normale ; l'existence d'une véritable polyurie nerveuse est même notée dans quelques observations.

Tels sont les divers symptômes que l'on peut observer ; par leurs groupements divers, ils réalisent des types cliniques variés : tantôt les troubles cardiaques existent seuls ; tantôt ils s'associent à des modifications profondes du rythme respiratoire (paralysie cardio-pulmonaire) ou à des troubles abdominaux (paralysie cardio-abdominale) (Suss).

Huguenin, suivant la description donnée par Desnos et Huchard, de la myocardite variolique, distingue dans l'*évolution des accidents* deux périodes : l'une d'excitation, caractérisée par des palpitations, la fréquence et l'augmentation d'énergie des battements du cœur, qui gardent leur rythme normal, l'autre, de dépression, se traduisant par la faiblesse du pouls, qui devient irrégulier, l'assourdissement progressif des bruits du cœur, avec arythmie extrême.

Cette évolution en deux périodes est exceptionnelle; d'ordinaire, d'emblée apparaît la faiblesse du cœur qui progresse rapidement, aboutissant le plus souvent à la mort en quelques heures, trois à cinq jours au plus; Gulat décrit une forme subaiguë : dans un cas observé par cet auteur (obs. XVII), la mort ne survint qu'au bout de deux semaines.

Dans d'autres cas, les accidents surviennent par crises, entrecoupées de rémissions : brusquement surviennent l'angoisse, la dyspnée intense, le ralentissement ou l'accélération extrême du pouls, etc..., crises durant quelques heures, puis cessant brusquement, pour reparaître à nouveau (crises bulbaires de Duchenne de Boulogne).

PRONOSTIC

Il y a des cas légers où tout se borne à un peu de faiblesse et d'irrégularité du pouls, parfois quelques palpitations: mais lorsque les grands accidents sont apparus, le pronostic est d'ordinaire des plus sombres. Les cinq malades que nous avons observés ont tous succombé ; Cadet de Gassicourt, sur 15 cas, accuse 14 morts ; Rabot et Philippe, 10 morts sur 22.

Hénoch, au point de vue du pronostic, distingue trois catégories : 1° les paralysies cardiaques à début très précoce, apparaissant dès les premiers jours de la maladie; leur pronostic est très défavorable; 2° les paralysies cardiaques à début plus tardif, mais brusque, en pleine santé pour ainsi dire, et s'accompagnant d'une fréquence considérable du pouls ; ici la mort est fatale ; 3° les paralysies cardiaques se développant plus lentement alors qu'il existe déjà d'autres phénomènes paralytiques : leur pronostic est d'ordinaire moins grave.

ANATOMIE PATHOLOGIQUE

A l'autopsie d'un sujet mort de diphtérie on trouve assez fréquemment dans le péricarde une quantité anormale de liquide citrin, exceptionnellement il s'agit de péricardite vraie avec fausses membranes.

Les lésions de l'endocarde sont rares, contrairement à l'opinion de Bridger Jones, Labadie-Lagrave et Bouchut.

La coloration lie de vin des valvules, leur rougeur diffuse attribuées par ces auteurs à un processus in-flammatoire sont dues à l'imbibition cadavérique ; quant aux petites saillies mamelonnées, siégeant vers le bord libre des valvules et leur donnant une appa-rence boursouflée, elles sont dues comme l'a démontré Parrot à la transformation fibreuse de ces hématomes valvulaires fréquemment observés dans les premiers mois de la vie (1).

(1) Luschka. Die Blutergüsse in Gewebe der Herzklappen-*Virchow's Arch.*, 1857 p. 114. — Parrot. Sur les hématonodules cardiaques des enfants. (*Arch. de physiologie*, 1871, p. 538). — Ch. Thiry, Les hématomes auriculo-ventriculaires dans l'enfance. (*Archives de méd. expérim.*, 1898, p. 558). — Berti, *Sopra alle cisti ematiche delle valvole cardiache dei neonati*. Bologne, 1898.

En réalité l'endocardite diphtérique est exceptionnelle ; la plupart des cas rapportés paraissent dus à des infections secondaires : Barbier dans un cas (*Archiv. de méd. expérimentale* 1891) a trouvé un microcoque en diplocoques et en chainettes ; d'après Bernheim le streptocoque en serait la principale cause.

Par contre, le myocarde présente souvent des modifications déjà appréciables à l'œil nu ; le cœur mou, flasque, dilaté, de teinte feuille morte, présente par place des îlots décolorés, blanc jaunâtre. Assez fréquemment on observe des ecchymoses sous-péricardiques, sous-endocardiques, plus rarement dans l'épaisseur même du muscle. Le cœur peut d'ailleurs paraître absolument normal à l'œil nu alors que le microscope y révèle de grosses lésions.

Il est fréquent de trouver dans les cavités cardiaques, des caillots auxquels divers auteurs (Werner, Richardson, Smith, Thompson et surtout Beverley Robinson) ont voulu faire jouer un grand rôle. Ces caillots sont de deux sortes ; les uns cruoriques, mous de couleur gelée de groseille, manifestement formés après la mort, les autres fibrineux, élastiques, intriqués dans les piliers ventriculaires, mais non stratifiés, non adhérents, reposant sur un endocarde sain : il s'agit là de caillots agoniques. En réalité la thrombose cardiaque est exceptionnelle (Bouchut, Sanné, etc....). Il existe cependant quelques cas indiscutables de thromboses cardiaques, ayant provoqué des embolies graves : Manicatide a pu en relever 17 observations ; dans 5 de ces cas, l'autopsie permit de vérifier le diagnostic d'embolie cérébrale.

LÉSIONS HISTOLOGIQUES

Fibres musculaires. — Les lésions des fibres musculaires sont pour ainsi dire constantes, à des degrés divers ; elles ne sont point également réparties mais se présentent en ilots ; parfois en suivant une même fibre on peut, à côté de points sensiblement normaux, trouver des parties profondément dégénérées. Ces lésions prédominent le plus souvent au niveau des muscles papillaires et des zônes sous-endo et sous-péricardiques (Scagliosi), mais il n'y a là rien de constant et il est nécessaire pour en prendre une connaissance précise de faire un examen systématique, portant sur divers points du cœur.

C'est sur la partie la plus hautement différenciée de la fibre, sur la substance contractile que portent les premières modifications (1).

L'état granuleux (état moiré de Renaut) en représente le premier degré; la cellule musculaire est remplie de fines granulations opaques, colorées à peu près comme les éléments contractiles normaux ; la

(1) Nous avons fait de larges emprunts à la description très précise de Mollard et Regaud ; les études expérimentales de ces auteurs constituent actuellement le document le plus complet sur l'anatomie pathologique du cœur diphtérique.

striation est conservée. Cet aspect semble résulter de la discordance des cylindres primitifs voisins et de la succession irrégulière dans un même cylindre des disques épais et minces qui ont perdu leur ordination normale (Mollard et Regaud). Il s'agit d'une altération légère, susceptible de régression.

Parfois on observe une *exagération de la striation transversale* ; en d'autres points, les stries transversales se trouvant plus écartées que normalement donnent à la fibre un aspect quadrillé (*état grillagé* de Renaut), « déterminé par la fonte ou la dislocation des disques épais, les disques minces restant inaltérés et formant avec les interlignes des faisceaux primitifs des sortes de cases » (Renaut).

L'atrophie, la fonte progressive des cylindres contractiles conduit à *l'atrophie hyperplasmique ou hyperplasmie*. Cette lésion, décrite d'abord par Lépine et Mollard (1), apparaît particulièrement évidente sur les coupes transversales ; les champs de Cohnheim sont très nets mais ont perdu leur régularité ; les fibrilles élémentaires sont écartées les unes des autres, souvent diminuées de volume; les travées sarcoplasmiques s'exagèrent.

Sur les fibres vues en long, l'hyperplasmie se traduit par l'exagération de la striation longitudinale,

____

(1) Lépine et Mollard, Sur une espèce particulière de myocardite parenchymateuse (*Archives de méd. expérim.*, 1891).

Il convient d'ailleurs d'être réservé dans l'appréciation de cette lésion ; à l'état normal, on trouve sous l'endocarde, particulièrement chez le lapin, une zone où les fibres conservent leur aspect embryonnaire, les cylindres primitifs y sont très peu nombreux (Mollard et Regaud). D'autre part cette lésion nous a paru particulièrement fréquente après l'emploi de certains fixateurs (en particulier le liquide de Bouin : formol et acide picrique).

par l'accroissement du fuseau sarcoplasmique qui entoure le noyau. Expérimentalement cette altération s'observe surtout dans les intoxications subaiguës (Mollard et Regaud).

La striation transversale disparaît la première, par suite de la disparition progressive des disques épais ; à son tour la substance contractile peut disparaître ; la fibre, réduite au protoplasma non différencié, a perdu sa *striation longitudinale*, et prend un aspect homogène. En certains points la fibre apparaît bosselée, à contours irréguliers, la myosine exsude sous forme de *boules sarcodiques*, faiblement colorées par l'éosine, formant parfois des blocs assez volumineux. Dans les points où les lésions musculaires sont très accusées, on trouve dans les espaces conjonctifs du myocarde une substance homogène, amorphe, moulée sur la paroi des espaces qu'elle remplit, c'est le plasma musculaire qui a diffusé hors des fibres.

En même temps la fibre se creuse de *vacuoles* (Krehl, Hesse, Romberg, etc...) tantôt à peine visibles, tantôt très étendues, à contours arrondis, particulièrement visibles sur les coupes transversales.

Dans quelques fibres dont la striation a complètement disparu, on trouve parfois des amas irréguliers de « petites boules sphériques, tassées les unes contre les autres, remplissant exactement toute l'épaisseur de la fibre et paraissant de même nature que la dégénérescence cireuse de Zenker »(Hayem).

La fréquence de la *dégénérescence cireuse*, signalée pour la première fois par Zenker dans les muscles des typhiques, retrouvée par Bouchut dans la diphté-

rie, est diversement appréciée par les auteurs.
Hayem, Huguenin, Rosenbach, Scagliosi l'ont observée, Ribbert, employant la méthode de Van Gieson, l'a
trouvée très marquée dans 4 cas étudiés ; au contraire
Lœwenthal, suivant la même technique, n'a pu
retrouver cette lésion, malgré des recherches étendues portant sur 34 cas. Comba ne l'a observée qu'une
fois dans ses expériences. Elle manquait dans nos
observations personnelles ; toutefois n'ayant employé
la méthode de Van Gieson que dans un petit nombre de cas, nous ne pouvons être très affirmatif.

Schamschin en donne la description suivante :

« On trouve des éléments musculaires dont les
contours sont très gonflés ; ces fibres, rompues à
l'une de leurs extrémités, se terminent par un renfle-
ment rappelant l'aspect d'un morceau de cire ; ce sont
de véritables corps étrangers destinés à être résorbés ;
autour d'eux on voit de nombreux leucocytes qui
souvent pénètrent dans l'épaisseur des corps vitreux
par un mécanisme rappelant l'absorption des particu-
les osseuses par les ostéoclastes. »

La fréquence de la *dégénérescence granulo-graisseuse* est discutée : considérée comme très fréquente
par les auteurs étrangers (Reich, Scagliosi, Schemm,
Gœbel, etc...), elle est au contraire regardée comme
très rare par la majorité des auteurs français.
Nous l'avons trouvée très accusée dans 3 cas sur 4
chez des enfants morts de paralysie cardiaque (obs.
IV, V, VI); nous avons pu également l'observer
sur des enfants morts de diphtérie toxique sans
troubles cardiaques importants. Les discordances des

auteurs tiennent vraisemblablement à la technique employée ; il est nécessaire de rechercher cette lésion systématiquement, en faisant porter les coupes sur divers points du cœur et en employant les réactifs osmiqués. Si l'on se contente en effet des fixateurs usuels, la graisse se trouve dissoute par les réactifs ; il en résulte un aspect pseudo-vacuolaire des fibres, qui peut être confondu avec la vacuolisation vraie.

Il y a là une cause d'erreur importante à connaitre. La dégénérescence graisseuse se présente le plus souvent par îlots, prédominant d'ordinaire dans les zones sous-endo et sous-péricardiques. Dans les points où la lésion est très intense, la fibre est interrompue ; toute striation a disparu ; on n'observe plus qu'un amas de granulations teintes en noir par l'osmium ; mais au début on peut encore observer la striation transversale, aussi, contrairement à l'opinion de Renaut, Mollard et Regaud, qui considèrent que la lésion débute au niveau des disques épais, nous pensons avec Gœbel que la graisse s'accumule d'abord dans le sarcoplasma interfibrillaire

En même temps que ces lésions de la cellule cardiaque, on peut observer des altérations du ciment qui les unit : sur une coupe parallèle au grand axe des fibres les premières modifications se traduisent par *l'élargissement des traits scalariformes* d'Eberth, normalement invisibles. Un degré de plus et l'on arrive à la *dissociation segmentaire* (Renaut), la rupture se produisant soit par suite de la fonte du ciment intercellulaire (Renaut), soit au niveau de la fibre elle-même, par une véritable cassure (Œsterreich).

Considérée par Renaut, Mollard et Regaud, Broviez, Papkoff, etc..., comme une lésion se produisant durant la vie, pouvant conduire à la mort rapide ou subite lorsqu'elle est diffuse, elle est regardée par nombre d'auteurs comme une lésion agonique, ou même *post mortem*, pouvant être produite soit par la putréfaction, soit par l'action des réactifs, et n'ayant par suite aucune signification morbide (von Recklinghausen, Zenker, Tedeschi, Langerhans, etc...). Dunin par la putréfaction d'un cœur dans l'eau a pu la reproduire ; Colrat l'a constatée dans le cœur d'un supplicié.

« Ce qui enlève à cette lésion l'importance que les auteurs qui l'ont décrite voulaient lui faire jouer, c'est qu'on la trouve dans les cas les plus divers et même à l'état de santé. » (Bard, *Précis d'anat. pathologique.*)

Desnos et Huchard, Hayem, ont insisté sur un processus de régénération qui s'effectuerait parallèlement aux phénomènes dégénératifs, grâce aux *corps myoblastiques*. Huguenin en donne la description suivante : au milieu ou dans l'intervalle des fibres dégénérées on trouve de petits corps allongés (8 à 10 μ de long), munis d'un noyau central. Ces corps que l'on pourrait prendre pour des corpuscules du tissu conjonctif sont des cellules musculaires ; ce sont les corps myoblastiques de Hayem. Ce sont des sortes de fibres musculaires à l'état embryonnaire. Ils ont la forme d'un fuseau, d'une raquette plus ou moins irrégulière, et présentent un noyau central muni d'un ou deux nucléoles assez facilement colorables ; leur protoplasma est clair, un peu grenu, présentant une membrane d'enveloppe légèrement striée. Huguenin n'a pas retrouvé ces corps myoblastiques normaux : d'après lui ces éléments destinés à reproduire de nouvelles fibres sont eux-mêmes envahis par la dégénérescence granulo-graisseuse ; ils se déforment, leur protoplasma devient trouble, le noyau s'amincit, se fragmente. Ces prétendus corps myoblastiques représentent, en réalité, soit des cellules fixes du tissu conjonctif, soit des leucocytes, soit des éléments musculaires fragmentés, en voie de nécrose, dont les éléments contractiles ont disparu.

Les *lésions des noyaux* des cellules cardiaques ont été bien décrites par Leyden et Romberg. Ils apparaissent faiblement colorés, déformés, gonflés, leur tuméfaction peut être telle qu'ils occupent toute la largeur de la fibre, refoulant le fuseau protoplasmique aux deux extrémités ; à un degré plus avancé on ne distingue plus que faiblement leurs contours, ils ne prennent plus les colorants et finissent par disparaître. A côté de ces lésions dégénératrices, existe-t-il des phénomènes de multiplication nucléaire ? Jamais on n'observe de figures de karyokinèse ; mais dans certaines cellules on peut trouver deux et même trois noyaux (le fait s'observe d'ailleurs à l'état normal); on rencontre de gros noyaux allongés, à contours réguliers, fortement colorés, parfois étranglés en sablier en leur milieu. Il s'agirait pour certains auteurs de noyaux en voie de division directe (Hayem, Huguenin, Comba). Romberg nie absolument l'existence de toute prolifération nucléaire. Mollard et

Regaud sans être très affirmatifs penchent pour cette opinion.

D'après Rabot et Philippe, « il y a bien parfois un léger degré de multiplication nucléaire cardiaque mais cette prolifération se montre surtout à un stade avancé de la lésion et paraît être plutôt un effet réactionnel des noyaux cardiaques en vue de la régénération musculaire ultérieure. »

LÉSIONS
DE LA TRAME VASCULO-CONJONCTIVE

Vaisseaux. — La lésion la plus constante consiste en une vaso-dilatation intense pouvant aller jusqu'à la rupture avec production de foyers hémorrhagiques.

Fréquemment on trouve dans la lumière des vaisseaux un nombre anormal de leucocytes, parfois remplis de granulations graisseuses (Schamschin) ; les veines sont le plus souvent normales ; plus souvent on observe des lésions artérielles mais sur leur siège et leur fréquence les opinions les plus diverses ont été émises. Huguenin considère l'endartérite comme fréquente ; Hippolyte Martin a voulu lui faire jouer un rôle considérable dans la pathogénie des lésions : d'après lui presque toujours on observe une endartérite oblitérante très considérable ; la tunique interne présente un aspect végétant, souvent on trouve des thromboses : cette « endartérite aiguë progressive » entraîne une diminution progressive du champ circu-

latoire d'où dégénérescence des éléments nobles ; elle
peut évoluer lentement et aboutir à des phénomènes
de sclérose dystrophique ou rapidement « entrainant
alors des troubles circulatoires rapides pouvant causer
la mort par eux-mêmes lorsque l'organe ainsi affecté
remplit une fonction aussi importante que celle du
cœur. »

En réalité l'endartérite diphtérique est exceptionnelle (Scagliosi, Comba, Mollard et Regaud, etc.).
Elle manquait dans tous les cas que nous avons examinés.

Plus souvent on trouve la lésion décrite par les auteurs sous le nom de périartérite : les vaisseaux sont
entourés d'une gaine de leucocytes, le tissu conjonctif
apparait légèrement épaissi : comme le font justement
remarquer Rabot et Philippe, il s'agit bien plus là
d'une inflammation du tissu interstitiel périvasculaire
que d'une véritable lésion des vaisseaux.

Ces leucocytes peuvent se retrouver dans la tunique moyenne des petites artères (Comba) ; Scagliosi
signale la dégénérescence hyaline de cette tunique ;
Schamschin, la dégénérescence graisseuse, portant
surtout sur les petits vaisseaux.

Pour Mollard et Regaud les lésions portent surtout
sur la tunique moyenne : elle semble épaissie, très
souvent les fibres lisses sont homogènes, difficiles à
distinguer les unes des autres ; on peut observer des
lésions très analogues à celles de la fibre cardiaque :
atrophie hyperplasmique, vacuolisation dans les cas
subaigus.

Tissu conjonctif.— Fréquemment il s'agit sim-

plement d'œdème des espaces conjonctifs, élargis, infiltrés de cellules lymphatiques. Les lésions, souvent
décrites comme myocardite interstitielle, paraissent
dépendre bien plus de la stase, de l'œdème que d'un
véritable processus inflammatoire.

A l'hyperleucocytose intra-vasculaire du début, ne
tarde pas à succéder la diapédèse : les leucocytes se
répandent dans les espaces conjonctifs : tantôt ils
sont répartis d'une façon diffuse, tantôt ils s'accumu-
lent en amas, au niveau de foyers de désintégration
musculaire et paraissent en rapport avec des phénomènes de phagocytose : on peut les retrouver dans l'épaisseur même des fibres cardiaques ; d'autres apparaissent chargés de myosine, rappelant alors les prétendus « corps myoblastiques ».

Dans d'autres cas on trouve des lésions en foyer
bien décrites par Leyden, Unruh, plus récemment
Rabot et Philippe : la continuité des fibres cardiaques
se trouve interrompue de place en place : à ce niveau
on observe un tissu fibrillaire, formé de très fines tra-
bécules, teintées en rose par l'éosine ; les mailles de
ce reticulum sont occupées par des leucocytes, et des
noyaux gonflés, plus ou moins altérés, paraissant
appartenir soit à des fibres musculaires dégénérées,
soit à des cellules fixes du tissu conjonctif tuméfiées ;
au voisinage les fibres musculaires sont atrophiées,
se terminent en extrémités pénicillées qui semblent
se continuer avec les fibrilles du reticulum du foyer,
d'où l'opinion émise par certain auteurs (Chantemesse)
que les fibres musculaires elles-mêmes prennent part
à l'hypergenèse conjonctive : ces lésions ont été

diversement interprétées : Mollard et Regaud considèrent qu'il s'agit d'une infiltration fibrineuse des espaces conjonctifs, intimement liée aux altérations vasculaires et aux hémorrhagies.

Jamais ils n'ont observé de phénomènes d'hyperplasie conjonctive ; les cellules fixes du tissu conjonctif sont reconnaissables et ne semblent pas augmentées de nombre.

Au contraire pour Birsch Hirchfeld, Leyden, Romberg, etc..., ces lésions représentent une véritable hypergenèse conjonctive ; Rabot et Philippe considèrent cette myocardite interstitielle comme le phénomène primitif : pour eux la cellule musculaire du voisinage n'est pas malade par elle-même, elle disparaît par un simple mécanisme d'atrophie, gênée et comme écrasée par le foyer inflammatoire.

Il faut vraisemblablement être éclectique et prendre place entre ces deux théories extrêmes ; toutefois, et contrairement à l'opinion de Birsch Hirchfeld, Leyden, Romberg, Rabot et Philippe, les lésions parenchymateuses paraissent les plus importantes et sont seules constantes comme l'ont soutenu dès l'origine Breestowe, Hillier, Ranvier. Les recherches expérimentales de Comba, de Mollard et Regaud sont sur ce point entièrement concordantes. Dans les cas très aigus, dans les infections brutales et massives, les lésions de la fibre musculaire s'observent seules ; la myocardite interstitielle appartient aux formes moins intenses, répond à un processus subaigu : encore n'existe-t-elle jamais à l'état isolé.

L'avenir de ces lésions est encore mal connu;

mais on peut se demander avec Romberg, Rabot et Philippe si des lésions durables ne peuvent se constituer, pouvant aboutir à une véritable myocardite chronique.

Mollard et Regaud ont étudié expérimentalement cette question ; leurs recherches ont porté sur des chiens et des lapins soumis à des injections répétées de toxine diphtérique, à plusieurs semaines d'intervalle, Constamment, ils ont trouvé des lésions musculaires (vacuoles juxta-nucléaires, hyperplasmie), lésions minimes qu'ils considèrent comme des reliquats probablement indélébiles de lésions réparées dans la mesure du possible et ayant cessé d'évoluer. Jamais ils n'ont observé de signes de multiplication des cellules cardiaques ; les noyaux présentaient au contraire assez souvent des signes de dégénérescence.

Chez les chiens, ces lésions existaient seules. Par contre, chez les lapins, les lésions musculaires intenses (état granuleux, état grillagé, hyperplasmie, vacuolisation, dissociation segmentaire) coexistaient avec des lésions conjonctives, à évolution lente, insidieuse, constatées huit à douze mois après la fin de la maladie aiguë. A l'œil nu, la consistance du myocarde paraissait augmentée, on observait des îlots de sclérose, des plaques laiteuses du péricarde. Au microscope, les espaces conjonctifs apparaissaient élargis, infiltrés de leucocytes : ces petits foyers de diapédèse semblent le premier stade d'une future néoformation conjonctive. A un degré plus avancé, on observe des cellules à corps rameux, munis de prolongements s'anastomosant avec ceux des cellules voisines ;

les faisceaux conjonctifs sont rares, gonflés, homogènes; on trouve de nombreux capillaires sanguins
dilatés émettant des pointes d'accroissement ; c'est
là un stade intermédiaire, ou stade muqueux.

Enfin surtout dans les zones sous-endo et sous-
péricardiques, on rencontre de véritables îlots fibreux
sous forme d'îlots stellaires formés de rares cellules
fixes et d'une substance fondamentale fibrillaire
dense où l'orcéine montre quelques fibres et grains
élastiques.

Les parois vasculaires sont le plus souvent intactes;
parfois, cependant, la paroi des artérioles apparaît
homogène, hyaline ; en d'autres points, on observe
une diminution du calibre du vaisseau due à une mo-
dification de structure de la tunique moyenne « dont
la formule histologique est encore incertaine en
l'absence de données comparatives d'histologie normale et de méthodes permettant d'étudier les modifications de la substance contractile des fibres
lisses. »

La pathogénie de ces lésions reste obscure ; nulle
part ils n'ont pu saisir des rapports entre la néoformation conjonctive, et les lésions vasculaires.

Certaines plaques de sclérose, petites et bien limi-
tées, dont le centre est dépourvu de fibres musculaires, semblent avoir une origine cicatricielle. Mais
à côté de cette sclérose cicatricielle, seule admise
dans leur note de 1897, les auteurs lyonnais recon-
naissent qu'il existe d'autres lésions plus importantes
paraissant d'ordre complexe, pour lesquelles il est
difficile actuellement de faire la part de l'action tro-

phique des vaisseaux, des nerfs et aussi de la réaction propre du tissu conjonctif en dehors de toute incitation partie des fibres musculaires ou des vaisseaux. Ces recherches paraissent établir nettement la possibilité chez l'homme d'une myocardite chronique consécutive à la diphtérie; mais il est difficile de se prononcer nettement sur la fréquence de cette évolution en pathologie humaine.

Nous avons pu examiner le cœur d'une enfant morte de récidive de diphtérie un an après une première angine grave ; nous n'avons trouvé que des lésions banales de la fibre cardiaque, sans aucune trace de myocardite chronique en évolution. Il convient d'ailleurs d'observer que les constatations de Mollard et Regaud diffèrent suivant l'espèce animale observée ; d'autre part, on ne voit guère en clinique de diphtéries prolongées ou récidivantes comparables aux intoxications expérimentales réalisées par ces auteurs.

Les lésions nerveuses jouent vraisemblablement un rôle capital dans les accidents cardiaques de la diphtérie. Malheureusement leur étude, tout entière à faire, se heurte à de grosses difficultés de technique. Mendel, dans plusieurs cas de morts subites, a observé des hémorrhagies des centres nerveux : il s'agit là de cas exceptionnels.

L'examen du bulbe et du pneumogastrique pratiqué par divers auteurs (Leyden, Unruh, Huguenin, Hochhauss) n'a révélé aucune lésion. Gombault, dans trois cas de mort subite survenues au début de paralysies diphtériques, a étudié le bulbe, la moelle et les racines rachidiennes ; le bulbe, les filets radiculaires du pneumogastrique et du spinal paraissaient normaux, ainsi que le pneumogastrique et le myocarde, examinés dans un cas ; seules les racines rachidiennes antérieures étaient altérées (névrite segmentaire périaxile).

Toutes ces recherches, déjà anciennes, pratiquées avec une technique imparfaite, n'ont guère de valeur ; les travaux récents de Crocq fils, Enriquez et Hallion, Pernice et Scagliosi, Carlo Stein, Rainy, etc., semblent nettement établir la fréquence des altérations des cellules de l'axe gris de la moelle, du bulbe et de la protubérance dans la diphtérie.

Plus récemment, Melville Hibbard a observé des lésions du nerf vague dans tous les cas de troubles cardiaques.

Dans un de nos cas, le pneumogastrique examiné par la méthode de Marchi paraissait normal.

P. Meyer, Vincent ont observé des *lésions du plexus cardiaque*. Ce dernier, dans un cas rapporté plus loin (obs. X) a trouvé le pneumogastrique sain ; par contre, au niveau du plexus cardiaque, la plupart des fibres à myéline étaient dégénérées, les unes atrophiées, réduites à la gaine de Schwann, d'autres moins atteintes, présentant sur leur trajet des séries de renflements moniliformes dus à l'accumulation locale de la myéline tandis qu'en d'autres points les tubes nerveux étaient totalement dépourvus de myéline.

Au niveau de certaines fibres, le cylindraxe avait complètement disparu. Les fibres de Remak ne présentaient aucune lésion importante. Enfin le ganglion de Wrisberg paraissait plus petit que de coutume, ses cellules prenaient mal les colorants, quelques-unes étaient creusées de vacuoles ; les noyaux en certains points avaient disparu. Le myocarde ne présentait que des lésions légères.

Enfin des *lésions des ganglions cardiaques* ont été étudiées par Schamschin, Klimoff, Noc.

Schamschin n'a trouvé aucune lésion, mais n'indique pas la technique employée.

Klimoff chez trois enfants morts de paralysie cardiaque a trouvé, par la méthode de Nissl, des lésions manifestes : chromatolyse, surtout marquée autour du noyau, d'où coloration diffuse des cellules ; le noyau des cellules était aussi coloré de façon diffuse ; les nucléoles, fortement colorés, apparaissaient nettement. Le prolongement cylindraxile prenait bien les réactifs. La forme des cellules était généralement modifiée, elle devenait polygonale.

Dans la capsule péricellulaire, on trouvait un nombre anormal de leucocytes ; et une multiplication des cellules conjonctives. Les vaisseaux sanguins de la trame conjonctive étaient altérés et dans un cas, il existait des hémorrhagies intraganglionnaires.

Noc a étudié l'état des ganglions cardiaques chez deux chiens morts rapidement (30 heures et 68 heures) à la suite d'une injection intra-veineuse de toxine diphtérique (fixation au Flemming, inclusion à la paraffine, coloration à la thionine phéniquée). La trame conjonctive périganglionnaire était épaissie, dans l'intérieur des ganglions on trouvait de nombreux noyaux du tissu conjonctif masquant les prolongements nerveux. Les cellules nerveuses étaient tantôt plus petites, tantôt étalées, diffuses, ou arrondies à prolongements invisibles, présentant un aspect sablé. La chromatolyse était suivant les cellules totale ou seulement périnucléaire ou périphérique ; quelques-unes étaient vacuolisées. Le noyau, d'ordinaire entraîné à la périphérie, était le plus souvent gonflé, translucide, parfois parsemé d'un petit semis coloré, laissant voir souvent deux nucléoles brillants. Mais dans certains cas une sorte de voile cachait le noyau et laissait à peine entrevoir le nucléole. Les pneumogastriques ne présentaient pas de lésions importantes.

En somme ces constatations restent bien incomplètes ; cette étude d'ailleurs se heurte à des difficultés de technique considérables et nous manquons de méthodes précises permettant l'examen des terminaisons nerveuses intracardiaques et des altérations du sympathique.

La cause de ces diverses lésions du myocarde et des nerfs, longtemps obscure, a été nettement établie par les recherches classiques de Roux et Yersin : elles relèvent d'une véritable intoxication par les produits solubles sécrétés par les bacilles de Lœffler au niveau des fausses membranes. D'après quelques auteurs cependant, les bacilles pourraient se généraliser dans l'économie ; Barbier et Tollemer à plusieurs reprises ont signalé leur présence au niveau du bulbe et ont voulu expliquer ainsi les accidents observés ; ces constatations n'ont pu être contrôlées par la plupart des auteurs qui ont repris la question (1).

(1) Métin, *Annales de l'Institut Pasteur*, 28 septembre 1898.

Il est possible d'ailleurs qu'à côté de la toxine diphtérique d'autres substances toxiques dues à l'insuffisance des divers viscères jouent un rôle important dans la genèse des accidents cardiaques : de fait à l'autopsie on trouve des lésions profondes du foie, des reins, des capsules surrénales et nous avons signalé l'extrème fréquence de l'albuminurie : il est bien difficile à l'heure actuelle de faire la part de ces divers facteurs.

PHYSIOLOGIE PATHOLOGIQUE

Nombre d'auteurs se sont attachés à préciser l'action de la toxine diphtérique sur l'appareil circulatoire : ces travaux ont conduit à des constatations intéressantes qui complètent heureusement les données de la clinique et de l'anatomie pathologique.

Pæssler et Romberg ont constaté dans l'intoxication diphtérique un abaissement considérable de la tension sanguine ; cet abaissement d'après eux tient moins à la faiblesse du cœur, relativement peu touché, qu'à la paralysie des vasomoteurs ; les troubles principaux portent sur les centres vasomoteurs de la moelle, c'est vraisemblablement à eux qu'il faut imputer les accidents cardiaques observés.

Cette importance des phénomènes de vasodilatation est également mise en lumière par les recherches de *Courmont et Doyon, Arloing et Laulanié, Guinard et Artaud, Teissier et Guinard.*

Enriquez et Hallion, expérimentant sur le chien,
ont constaté après une période d'incubation de plusieurs heures, pendant laquelle aucun phénomène
morbide n'est appréciable, l'apparition de troubles du
pouls et de la respiration. Le phénomène capital est
la chute de la pression artérielle coïncidant avec une
accélération du pouls plus ou moins marquée ; cette
accélération du pouls ne présente pas avec la chute
de la tension vasculaire un rapport constant ; elle
peut apparaître alors que la pression est encore normale, peut retarder sur elle, et les deux phénomènes
peuvent varier d'une façon indépendante (*Charrin et
Bardier* ont même constaté chez la grenouille à la
suite d'injections intrapéritonéales de toxine diphtérique un ralentissement notable du cœur coïncidant
avec des modifications du rythme, des intermittences
cardiaques). En même temps la respiration s'accélère,
la température s'abaisse, souvent des vomissements
apparaissent et parfois des mouvements convulsifs
précédant de peu la mort.

Enriquez et Hallion concluent à une action paraly-
sante du poison diphtérique sur les centres inhibitoi-
res du cœur ; l'animal se comporte comme si les deux
pneumogastriques étaient sectionnés. Cette action
porte surtout sur les centres bulbaires et à un moindre degré sur les nerfs vagosympathiques. En même
temps, il y a paralysie de l'appareil vaso-constricteur,
relevant également surtout d'une action sur les centro-
bulbo-médullaires.

Quant au cœur, on observe bien un affaiblissement
notable, mais jusqu'au dernier moment il reste capa-

ble de réagir aux excitations directement portées sur lui.

En somme ces constatations concordent avec celles de Paessler : les troubles proviennent bien plus d'une action sur les centres cardio-moteurs et vaso-moteurs que sur l'appareil de conduction ou la fibre musculaire.

Fenyvessy a constaté également une action profonde sur les centres nerveux ; mais il a constaté en outre sur le cœur isolé de la grenouille que la toxine diphtérique est un véritable poison du cœur, dont l'influence se traduit par des intermittences et l'affaiblissement des systoles cardiaques et à un degré plus élevé par une paralysie complète. Les oreillettes gardant plus longtemps leur puissance fonctionnelle que la pointe, l'auteur en conclut que les ganglions du cœur sont intacts tandis que l'irritabilité et la puissance fonctionnelle du muscle sont diminuées.

Tandis que la toxine paralyse la musculature cardiaque, l'antitoxine joue au contraire le rôle d'un véritable excitant ; si l'on fait agir en même temps ces deux substances sur le cœur de la grenouille, l'antitoxine agit comme un véritable antagoniste physiologique et empêche la paralysie du myocarde.

Ces constatations sur l'action excitocardiaque de l'antitoxine sont à rapprocher des observations plus récentes de *Chantemesse et Lamy* sur des cœurs de tortue isolés. Si comme l'ont fait ces auteurs, au lieu d'employer directement la toxine, on la fait préalablement passer par un animal en injection intravasculaire et on emploie comme liquide de circulation artificielle le sang de cet animal, *soustrait en pleine réaction*, le cœur manifeste une excitation violente, il bat quatre ou cinq fois plus vite et paraît sous l'influence d'un poison tétanisant.

Pourtant, après une ou deux heures de tachycardie, l'organe se distend graduellement, se ralentit, présente des diastoles de plus en plus complètes et finalement revient à son état premier. Vient-on alors à remplacer le sang qui circule par du sang frais de même provenance, des phénomènes identiques (tachycardie, état systolique) se reproduisent, exactement comme la première fois. Pour Chantemesse et Lamy, cette substance excitocardiaque est vraisemblablement un produit de réaction de l'organisme, un anticorps prenant naissance dans les cellules vivantes à mesure que celles-ci s'imprègnent du poison microbien.

Rolly a également constaté une action directe de la toxine diphtérique sur le cœur, se produisant même après isolement du système nerveux central. Il a observé la période de latence signalée avant lui par divers auteurs ; de plus, il signale ce fait intéressant que si pendant cette période, avant même l'apparition des premiers accidents, on irrigue le cœur avec du sang normal, la paralysie n'en apparaît pas moins : il semble donc qu'il y ait une absorption et une fixation progressive du poison sur le cœur, ce qui explique l'apparition possible d'accidents même après la période aiguë de l'infection.

Moulinier arrive à des conclusions diamétralement opposées à celles de Pressler et Romberg, Enriquez et

Hallion, etc. ; pour lui la diminution de la tension artérielle n'est due, ni à une vaso-dilatation passive par
paralysie du système vaso-constricteur, ni à une excitation des vaso-dilatateurs ; elle dépend de la diminution de volume de l'ondée systolique ventriculaire,
diminution relevant elle-même de l'affaiblissement du
cœur et surtout de l'insuffisance de la réplétion cardiaque : la circulation veineuse se trouvant entravée
par suite des troubles respiratoires, le sang veineux
revient difficilement au cœur droit. Moulinier a constaté également (fait déjà signalé par Enriquez et Hallion) une diminution de l'excitabilité des fibres inhibi-
toires du pneumogastrique ; au contraire, les fibres
sensitives centripètes ont conservé leur excitabilité.

PATHOGÉNIE DES ACCIDENTS

Lorsque, comme dans l'observation XIX, les troubles cardiaques apparaissent au cours d'une paralysie
à extension progressive, leur origine nerveuse apparaît manifeste, sur ce point personne ne discute. Mais
la discussion commence pour ces cas évoluant avec
une certaine individualité, ne s'accompagnant que de
troubles paralytiques légers ; suivant les cas, suivant
les auteurs, on parle de paralysie cardiaque ou de
myocardite : une séparation aussi tranchée est-elle
justifiée ? c'est ce que nous devons rechercher en
nous appuyant sur les données de la clinique, de
l'anatomie et de la physiologie pathologiques.

La clinique nous montre que la paralysie diphtérique comme la myocardite apparaissent à la même époque : quels sont donc les signes qui nous permettront de les distinguer ? « Dans la paralysie bulbaire de la diphtérie comme dans la myocardite infectieuse il y a des phénomènes extracardiaques : paralysie du voile, albuminurie intense, tendance aux hémorrhagies, état général grave, phénomènes cardio-pulmonaires : dyspnée, angoisse précordiale, palpitations, irrégularités, intermittences, assourdissement des bruits, abaissement de la température et collapsus, syncope. Toutes deux apparaissent à la même époque, toutes deux ont la même évolution fatalement progressive, rapide, effrayante, aboutissant à la mort brusque... Cependant il y a des différences : dans la paralysie bulbaire la dyspnée est violente, presque foudroyante ; le plus souvent en même temps que la paralysie du voile il y a paralysie oculaire. Dans la myocardite les phénomènes nerveux sont peu accusés, il n'y a pas de paralysie oculaire d'ordinaire... Pour le diagnostic de myocardite, on devra se baser sur la mollesse du pouls, l'insuffisance de la contraction cardiaque, les intermittences, les arythmies, la dilatation du cœur, précoce, l'apparition de syncopes sans asphyxie notable, l'intensité du collapsus. »

Comme le reconnaît Huguenin lui-même, « tous ces signes sont un peu subtils. »

Rabot et Philippe n'en croient pas moins avec Leyden, Unruh, Hayem, Huguenin, que « cette fameuse paralysie cardio-pulmonaire caractérisée par des troubles cardiaques, digestifs et dyspnéiques, est en grande partie constituée aux dépens de la myocardite elle-même ; si l'on examine les observations les plus probantes de cette paralysie cardio-pulmonaire, on trouve que les phénomènes dyspnéiques sont très importants : paralysie du diaphragme et des muscles de Reissessen, gêne de l'inspiration, accumulation de mucosités bronchiques dans la trachée et les bronchioles d'où cyanose périphérique marquée, mort par asphyxie progressive... Les troubles digestifs se font remarquer d'emblée par leur intensité : vomissements, douleurs abdominales intenses et généralisées. Enfin les troubles cardiaques consistent surtout en ralentissement ou accélération du pouls, deux phénomènes qui paraissent être d'ordre paralytique plus sûrement que les arythmies décrites plus haut »

Mais dans aucune de nos observations personnelles, nous n'avons noté de troubles dyspnéiques graves (obs. III, IV, V, VI, VII). Cependant dans toutes existaient des vomissements intenses répétés, parfois des douleurs violentes (obs. VI, VII).

Dans l'observation XIII on constate des coliques gastro-intestinales intenses, aucun trouble pulmonaire. Dans le cas de Landouzy (obs. XVI) l'origine paralytique ne saurait être mise en doute : cependant on note de l'arythmie, une absence complète de tous phénomènes dyspnéiques ; il est inutile de multiplier les exemples : si l'on examine un certain nombre d'observations, on s'aperçoit bien vite qu'entre la crise bulbaire la plus typique et la prétendue myocardite il existe tous les intermédiaires, et dans la grande majorité des cas on note des symptômes manifestement d'origine nerveuse : si dans quelques cas, exceptionnels d'ailleurs, les troubles cardiaques existent seuls, il n'y a rien là qui doive étonner : il y a des paralysies isolées du cœur comme des paralysies isolées des muscles de l'œil, des membres inférieurs, etc...

Quant à l'origine myocardique de la syncope brusque, survenant en l'absence de tous troubles cardiaques prémonitoires, rien ne justifie pareille interprétation.

En somme, au point de vue clinique, nous devons conclure avec Renaut que « quant à différencier la myocardite d'avec les simples troubles nerveux et la névrite cardiaque, il faut y renoncer car pour le moment les signes distinctifs ne sont pas nettement établis. »

Mais c'est surtout sur le terrain de l'anatomo-pathologie que les partisans de la myocardite triomphent. La difficulté commence lorsqu'il s'agit de préciser la lésion spécifique, cause des accidents graves.

Sont-ce les altérations parenchymateuses ? (Breestowe, Ranvier, Hillier, Mosler, Rosenbach, Sehemm, Scagliosi, Papkow, etc ..) ? Mais ces lésions existent dans tous les cas de diphtérie toxique ; aucune des lésions tour à tour invoquées (dégénérescences graisseuse, vacuolaire, cireuse, dissociation segmentaire) n'est constante dans les cas ayant évolué cliniquement sous l'aspect de la prétendue myocardite ; toutes peuvent se retrouver sur des sujets n'ayant présenté aucun trouble cardiaque grave.

C'est précisément en s'appuyant sur la banalité de ces lésions parenchymateuses que Rabot et Philippe ont soutenu la théorie de la myocardite interstitielle, déjà défendue par Birch Hirchsfeld et Leyden.

Cette opinion est encore moins soutenable. Il est bien difficile d'admettre que les lésions de la trame conjonctive retentissent plus sur les fonctions du cœur que celles de l'élément noble ; ce serait là un fait paradoxal, contraire à toutes les lois de la pathologie ; et d'ailleurs, cette théorie tombe devant l'inconstance de ces lésions, leur absence dans des cas répondant d'une façon indiscutable au tableau clinique tracé par ces auteurs. Cette « myocardite interstitielle » se rencontre dans nombre d'états pathologiques où manque la symptomatologie bien spéciale que nous avons étudiée ; c'est ainsi que récemment Merklen et Rabé décrivaient des lésions absolument comparables, observées chez des urémiques ; d'après eux « cette myocardite subaiguë, cet œdème inflammatoire ne parait pas avoir de symptomatologie » (1).

En somme ces lésions du myocarde, qu'elles soient interstitielles ou parenchymateuses, sont des lésions banales, qui n'ont pas d'histoire clinique ; on oublie trop volontiers, que dans une intoxication aussi profonde que la diphtérie, toutes les cellules de l'économie sont touchées, que les lésions de la fibre musculaire striée ne sont pas localisées au cœur et qu'on les retrouve analogues au niveau des divers muscles de l'économie (Charcot et Vulpian, Hochhauss, Damaschino, etc...); cependant personne ne parle d'une

(1) Pierre MERKLEN et RABÉ. Des lésions du myocarde dans l'urémie. *Presse médicale*, 4 décembre 1901.

« myosite diphtérique » lorsqu'apparaissent des troubles dans le fonctionnement d'un de ces muscles.

On objecte, il est vrai, que la théorie de la « paralysie cardiaque », à l'exception de quelques constatations positives, manque de bases anatomiques précices, et que, fait plus grave, semble-t-il, l'examen du système nerveux pratiqué dans divers cas n'a révélé aucune altération.

En réalité, la plupart de ces examens, déjà anciens, faits avec une tchnique imparfaite, ne peuvent guère entrer en ligne de compte ; nous ne connaissons rien de l'état de l'appareil nerveux intra-cardiaque, ni du sympathique : au nom de l'anatomie pathologique, il est donc, actuellement, impossible de poser des conclusions précises.

Par contre les recherches physiologiques, déjà nombreuses, nous montrent que, dans la diphtérie, les troubles circulatoires tiennent non seulement à l'affaiblissement du cœur (qui peut relever d'ailleurs autant et plus même des ganglions et des nerfs intra-cardiaques que de la fibre musculaire) mais aussi, et surtout peut-être aux modifications profondes des centres et des nerfs cardiaques et vaso-moteurs.

Que conclure de toute cette discussion, sinon que l'existence au point de vue clinique de la myocardite diphtérique paraît douteuse, que tout plaide en faveur de l'origine nerveuse de la majorité, sinon de tous les accidents cardiaques de la diphtérie ?

Mais nous croyons que dans l'état actuel de nos connaissances sur ce sujet, il est impossible d'avancer des conclusions fermes, qui ne pourraient être

que des explications prématurées, hypothétiques ;
aussi aux expressions trop précises de paralysie
bulbaire (Péaté, Duchenne de Boulogne), paralysie
du pneumo-gastrique (Gulat, Suss), qui supposent une
pathogénie établie et univoque, nous préférons celle
moins précise de « paralysie cardiaque » qui a l'avantage de ne rien préjuger.

TRAITEMENT

C'est dans l'emploi précoce du sérum antitoxique, dans l'emploi de hautes doses pour les cas graves, que consiste la meilleure prophylaxie de la paralysie cardiaque. Nous n'insisterions pas sur ce point qui devrait être actuellement hors de discussion si Winters n'avait prétendu que la fréquence de ces cas a augmenté depuis qu'il fait des injections de sérum et n'avait pas paru incriminer l'action du traitement antitoxique : nous ne saurions trop protester contre cette opinion. Il est possible qu'on observe ces cas plus souvent qu'autrefois (le même fait a été soutenu pour les paralysies en général ; il est d'ailleurs loin d'être établi), l'explication en est toute simple : c'est qu'il s'agit d'un accident tardif ; par suite de l'abaissement considérable de la mortalité, le nombre des malades qui atteignent la période critique des paralysies est beaucoup plus considérable : il suffit pour apprécier l'influence bienfaisante de la sérothérapie de rapporter le nombre de paralysies cardiaques observées, non au nombre total des malades, mais aux survivants vers le quatorzième jour. D'ailleurs, les expériences de Fenyvessy sont très démonstratives à ce sujet.

Jusqu'à ce que la convalescence soit nettement établie, il conviendra de maintenir les malades au lit ; le pouls sera surveillé de très près ; dès l'apparition d'un affaiblissement du pouls, même léger, de troubles du rythme, des signes prémonitoires des accidents : pâleur, vomissements, prostration, l'immobilité absolue sera prescrite, on évitera au malade tout effort, tout mouvement, de crainte d'une syncope, toujours à redouter.

Contre les accidents déclarés, divers traitements ont été employés sans grand succès.

Les toni-cardiaques, la caféine surtout, sont d'un usage courant. Nous avouons partager le scepticisme de Vincent sur leur action.

L'action vaso-contrictive de l'ergotine (Hayem) pourra être utilisée contre la paralysie vaso-motrice.

La strychnine est préconisée par divers auteurs ; Guthrie recommande les injections d'un mélange de sulfate de strychnine (1 milligramme) et de sulfate d'atropine (1/3 à 1/4 de milligramme).

Les injections d'éther, d'huile camphrée, peuvent également être employées.

Les injections sous-cutanées de sérum artificiel rendent des services ; dans les cas d'abaissement considérable de la pression, on pourra recourir aux injections veineuses ; leur efficacité a été constatée par Enriquez et Hallion chez des chiens agonisants (à la suite d'une intoxication diphtérique) ; sous leur influence la pression artérielle remontait en même temps que les animaux sortaient de leur torpeur; l'effet bienfaisant était d'ailleurs éphémère, bientôt la pression baissait à nouveau et l'animal retombait dans le marasme.

Enfin, la faradisation de la région précordiale (Duchenne de Boulogne) a paru dans quelques cas présenter une réelle efficacité.

OBSERVATIONS

OBSERVATION I (Résumée.)

(Cadet de Gassicourt, *Syncope brusque au 12ᵉ jour*).

Enfant de cinq ans, atteinte d'une angine diphtérique de moyenne intensité, pas d'albumine. Le 10ᵉ jour, paralysie du voile du palais ; le lendemain quelques vomissements ; état général bon, sommeil tranquille. Le surlendemain, dans la matinée, à 7 heures, l'enfant pousse deux ou trois cris, la respiration s'embarrasse, la dyspnée apparait, le pouls devient rapide, le corps se cyanose, à 8 heures l'enfant était morte.

OBSERVATION II (Résumée.)

(Cadet de Gassicourt, *Syncope brusque au 16ᵉ jour.*)

Enfant de huit ans, angine diphtérique, urines légèrement albumineuses. Le 11ᵉ jour, apparition d'une légère paralysie du voile du palais. Cinq jours après, alors que la paralysie du voile était en voie de régression, apparition à 3 heures de l'après-midi de douleurs abdominales violentes, suivies de vomissements alimentaires ; la respiration se ralentit ainsi que les battements du cœur qui restent réguliers. Cyanose légère de la face et des extrémités, algidité, pouls imperceptible : à 6 heures 1/2 du soir, nouveau vomissement, l'enfant respire trois ou quatre fois et meurt.

Observation III (Personnelle.)

Angine diphtérique. Au 11º jour, troubles cardiaques graves, pouls ralenti avec rythme couplé, pâleur, comissements, mort en trois jours.

M... Rosa, treize ans et demi. Entre le 13 avril 1900 à l'hôpital des Enfants-Malades. Dans ses antécédents, rougeole et scarlatine. L'enfant serait malade depuis quatre jours ; les amygdales sont tuméfiées, tapissées de fausses membranes épaisses, blanchâtres, s'étendant sur le voile du palais et englobant la luette ; l'engorgement ganglionnaire est assez marqué. La toux est un peu rauque, mais la voix est conservée. La respiration est facile, pas de coryza.

Les battements du cœur sont réguliers, bien frappés. Le pouls, un peu mou, bat 131 pulsations. Température rectale : 38º. Petite quantité d'albumine dans les urines, pas de sucre.

Traitement, injection de 20 cc. de sérum anti-diphtérique. Lavages de la gorge.

Les cultures donnent des bacilles moyens et des staphylocoques.

Le 10, la gorge restant très prise, nouvelle injection de 10 cc. de sérum antidiphtérique,

Le 11, on trouve une grande quantité d'albumine dans les urines. L'enfant est gaie, l'état général s'améliore.

Le 12, l'enfant est très prostrée, le visage très pâle. Le pouls plus faible que les jours précédents bat 120, mais reste régulier. La température est à 37º8. Au niveau de la gorge, les fausses membranes ont presque complètement disparu ; mais il y a un peu de paralysie du voile, la voix est nasonnée, les liquides refluent parfois par le nez. Les urines restent fortement albumineuses. On prescrit des injections sous-cutanées de caféine et de sérum artificiel.

Le 13, le pouls extrêmement faible reste régulier à 90. Les bruits du cœur sont très sourds. L'enfant, d'une pâleur de cire, reste immobile, dans un état d'apathie profonde ; elle n'accuse

— 58 —

aucun malaise, aucune sensation douloureuse. Les extrémités
sont froides ; à plusieurs reprises dans la journée se produisent
des vomissements faciles, sans effort, quelques mouvements
convulsifs des membres et de la face.

Le 14, malgré la caféine et le sérum artificiel, la situation va
toujours en s'aggravant ; le pouls, extrêmement faible, à peine
perceptible, est nettement bigéminé. Les bruits du cœur sont
très sourds ; on note quarante battements à la minute avec
rythme couplé. Les vomissements persistent, les extrémités
sont froides, des ecchymoses apparaissent au niveau des
piqûres ; la température est à 37°3. Le pouls radial n'est plus
perçu ; à la palpation de la fémorale et à l'auscultation du
cœur on compte 66 pulsations, avec rythme couplé typique.

Mort à 3 h. 1/2 du soir.

L'autopsie n'a pu être pratiquée.

OBSERVATION IV (Personnelle.)

*Angine diphtérique grave. Au quinzième jour, apparition de
troubles cardiaques graves. Tachycardie sans arythmie,
faiblesse du pouls, vomissements, pâleur extrême ; mort en
cinq jours.*

Chas... Juliette, 6 ans 1/2. L'enfant d'une bonne santé habi-
tuelle aurait eu 3 ans 1/2 auparavant la rougeole. Elle entre à
l'hôpital le 17 janvier 1901. Depuis cinq jours elle a perdu
l'appétit et se plaint de la gorge : elle n'a suivi aucun traitement.

Les amygdales, la luette, le voile du palais sont recouverts
de fausses membranes épaisses, blanc grisâtre, qui s'étendent
sur les piliers postérieurs et la face postérieure du pharynx. Coryza intense. Le teint est plombé, le gonflement ganglionnaire
est énorme. Pas de phénomènes laryngés.

Le pouls, faible, dépressible, est à 132. Température 38°7.

Traitement, 30 cc. de sérum antidiphtérique. Injections sous
cutanées de sérum artificiel et de caféine.

Le lendemain, le pouls reste à 126, faible, régulier; traces d'albumine.

Les cultures ont donné des bacilles moyens en culture pure.

Les jours suivants les fausses membranes se détachent peu à peu, la température baisse; l'état général, quoique toujours grave, s'améliore, la prostration est moins marquée.

Le 21, le pouls est à 108, assez bien frappé, régulier, la température est de 37°9. Les urines, abondantes, contiennent un peu d'albumine.

Le 25, la voix est un peu nasonnée, mais il n'y a pas de reflux des liquides par le nez.

Le 26, l'aspect de la malade est profondément modifié; l'enfant, qui les jours précédents, s'asseyait, jouait dans son lit, est profondément abattue; la face est d'une pâleur de cire; le pouls est à 130, mou, dépressible, régulier; les bruits du cœur sont très sourds; dans la soirée, apparaissent des vomissements se reproduisant dès que l'enfant prend un peu de lait. Aucun malaise, aucune douleur; la respiration est régulière, on compte vingt respirations à la minute. Les urines abondantes, claires, contiennent des traces d'albumine.

Les jours suivants l'état ne fait que s'aggraver, malgré l'emploi des toni-cardiaques, la pâleur est de plus en plus marquée; les vomissements persistent, l'intolérance de l'estomac est absolue. La respiration reste facile; le pouls, à 128, est régulier mais à peine perceptible. Le cœur ne paraît pas dilaté.

Le 29, le pouls, filiforme, est incomptable. Les bruits du cœur sont très assourdis, on compte 146 pulsations. Le choc du cœur est très affaibli, la palpation de la région précordiale donne la sensation d'une ondulation vague. Les extrémités sont froides, la température le matin est à 38°6, le soir à 37°9. Les urines restent assez abondantes, contenant une petite quantité d'albumine.

Le 30 l'abattement est extrême, mais l'enfant a toute sa connaissance, n'accuse aucun malaise. Le pouls radial n'est plus perçu. Les bruits du cœur extrêmement assourdis sont réguliers; 142 pulsations. La respiration est normale, les vomissements persistent. La température le matin est à 37°1, le soir à 36°8.

Mort le 31 à 2 heures du matin.

Autopsie le 1er février. Dans la cavité pleurale on trouve à droite 250 gr. de sérosité à gauche 100 gr. environ ; pas de signes d'inflammation pleurale. Les poumons sont normaux.

Le cœur est mou, de teinte feuille morte, paraît dilaté. Dans les cavités cardiaques, on trouve de nombreux caillots, les uns cruoriques, *post mortem*, d'autres fibrineux, élastiques mais non adhérents, présentant les caractères des caillots agoniques. Le foie gros, congestionné, rappelle l'aspect « foie muscade. »

Au microscope (fixation au sublimé acétique et au Flemming, inclusions à la paraffine fusible à 48°, coloration à l'hématoxyline éosine, au picro-carmin, à la safranine).

Les fibres musculaires présentent des lésions intenses, en foyers ; à côté de fibres sensiblement normales, dont la striation est bien conservée, on observe des fibres en dégénérescence, granuleuse ; d'autres sont hyperplasiées ; quelques-unes vacuolisées.

Sur les coupes traitées au Flemming, on trouve de nombreuses fibres en dégénérescence granulo-graisseuse.

Les capillaires sont très dilatés ; en quelques points il y a eu rupture avec production de foyers hémorrhagiques. Pas de lésions notables des vaisseaux. Les espaces conjonctifs sont élargis, infiltrés de cellules rondes ; les cellules conjonctives paraissent tuméfiées. En quelques points la continuité des fibres musculaires est interrompue par des foyers formés d'un tissu fibrillaire dessinant un fin réseau au milieu duquel on trouve de nombreux leucocytes.

Observation V (personnelle)

Angine diphtérique hypertoxique ; coryza intense au dixième jour, pâleur extrême, vomissements, faiblesse et accélération du pouls, sans arythmie. Mort le quatrième jour.

Vol... Suzanne, 7 ans. Entrée le 26 novembre 1900.

L'enfant est robuste, habituellement bien portante ; elle n'a jamais été malade. Elle se plaint de la gorge depuis trois jours, mais n'a suivi aucun traitement.

Les amygdales, le voile du palais, les piliers, la luette et la face postérieure du pharynx sont tapissés de fausses membranes grisâtres, sanieuses, recouvertes de sang coagulé, exhalant une horrible fétidité ; la gorge saigne au moindre contact. Jetage abondant. Les ganglions cervicaux sont très tuméfiés, le tissu cellulaire périganglionnaire est fortement infiltré (cou proconsulaire).

L'enfant est très abattue, le visage présente la teinte plombée des diphtéries hypertoxiques.

Pas de modifications de la voix ni de la toux.

Pas de signes pulmonaires.

Les bruits du cœur sont un peu assourdis, le pouls faible, régulier, bat 108 pulsations. Température 38°5. Traces d'albumine.

Traitement : 40 cc. de sérum antidiphtérique. Injections sous-cutanées de sérum artificiel et de caféine. Lavages de la gorge à l'eau bouillie.

Les cultures donnent des bacilles moyens.

Le 28 novembre, la gorge reste très prise, nouvelle injection de 30 cc. de sérum antidiphtérique.

La gorge se nettoie lentement ; le jetage, la tuméfaction du cou ont un peu diminué ; le pouls est un peu mieux frappé, mais reste rapide ; pas d'arythmie. Au niveau des piqûres larges taches ecchymotiques.

Le 30, les fausses membranes n'ont qu'en partie disparu ; nouvelle injection de 20 cc. de sérum antidiphtérique.

Jusqu'au 3 décembre, le pouls reste assez bon, quoique toujours rapide et un peu faible. L'état général est un peu meilleur.

La température oscille entre 37° et 38°2.

Le 3, le visage devient d'une pâleur extrême, le pouls très mou, dépressible, bat 114. Le soir, l'enfant vomit à deux reprises ; le pouls, dicrote, dépressible, est à 112.

Le 4 le pouls est beaucoup plus faible ; pas de nouveaux

vomissements. La pâleur, la prostration restent extrêmes. Température 37°2. La respiration est régulière (18 à la minute). Quelques mouvements convulsifs, limités aux membres supérieurs.

Le 5, l'albuminurie est très intense, les urines sont rares.

Le pouls est filiforme, à peine perceptible, à 108. Les bruits du cœur sont très sourds, on observe un léger bruit de galop. Température, 36°4. Le soir le pouls est un peu mieux frappé, à 90.

Le 6 au matin, le pouls est régulier, mieux frappé, à 92.

A plusieurs reprises, vomissements muqueux et bilieux, se reproduisant facilement, sans efforts. Pâleur extrême, algidité. Température 37°7. Le soir le pouls est filiforme, régulier à 100. Température 37°4. Les vomissements persistent ; à deux reprises convulsions toniques et cloniques, des membres et de la face. Mort à 9 h. 1/2.

Autopsie : Pas d'épanchement pleural. Poumons congestionnés ; une cuillerée à soupe environ de sérosité citrine dans le péricarde; pas de signes d'inflammation du péricarde. Le myocarde présente un aspect sensiblement normal.

Dans le ventricule gauche, on trouve des caillots cruoriques, dans le ventricule droit un caillot fibrineux, non adhérent, agonique. Pas de lésions valvulaires. Foie un peu gros, saignant à la coupe, rappelant l'aspect du foie muscade.

Examen histologique (même technique que dans l'observation IV) : Le tissu conjonctif est peu altéré, un peu œdématié ; pas de lésions vasculaires. Vaso-dilatation intense.

Les fibres cardiaques sont très altérées, un petit nombre seulement sont relativement saines, ou simplement atteintes d'atrophie hyperplasmique. Il existe une dégénérescence granulo-graisseuse extrêmement intense ; sous le champ du microscope, plus du tiers des fibres sont atteintes ; sur les coupes longitudinales, les fibres sont interrompues par places, comme effritées, réduites à un magma granuleux au milieu duquel l'acide osmique révèle de nombreuses gouttelettes graisseuses. Sur les coupes fixées au sublimé un grand nombre de fibres semblent vacuolisées : l'examen de pièces fixées au Flemming montre qu'il s'agit de pseudo-vacuoles dues à la dissolution de la graisse : en réalité on n'observe qu'un petit nombre de fibres présentant des vacuoles vraies. La pneumogastrique examiné par la méthode de Marchi ne présentait pas de lésions notables.

OBSERVATION VI (Personnelle.)

Angine hypertoxique. Au douzième jour, pâleur de la face, vomissements, faiblesse du pouls avec irrégularités, intermittences, angoisse précordiale. Ralentissement énorme du pouls à 28. Mort en cinq jours.

Bard... Henriette, 11 ans. Dans ses antécédents on relève une fièvre typhoïde un an auparavant. Malade depuis huit jours, d'après les renseignements de sa famille, elle n'a suivi aucun traitement en dehors de lavages de la gorge lorsqu'elle entre à l'hôpital le 2 juin 1900.

Il s'agit d'une angine intense : la gorge est tapissée de fausses membranes épaisses, grisâtres, sanieuses, le cou présente une infiltration énorme (cou pro-consulaire), pas de coryza. La voix et la toux ne sont pas modifiées, la respiration est normale.

Les bruits du cœur sont réguliers, mais assourdis, le pouls, faible, est à 102. Température 38°4.

L'état général est grave, la prostration extrême. Petite quantité d'albumine.

Traitement : 10 cc. de sérum antidiphtérique. Caféine. Sérum artificiel. Lavages de la gorge.

Les cultures donnent des bacilles moyens.

Le 4, nouvelle injection de 30 cc. de sérum antidiphtérique. Les urines contiennent toujours un peu d'albumine ; le pouls reste un peu mou, à 101. L'état général est un peu meilleur.

Le 6, la situation s'aggrave ; l'enfant est très affaissée, la face est pâle, le pouls devient irrégulier, présente des intermittences.

Les urines restent assez abondantes, mais présentent toujours un peu d'albumine.

Le 7, apparaissent des vomissements faciles, sans effort, se reproduisant à plusieurs reprises dans le courant de la journée.

L'enfant est agitée, se plaint d'une sensation d'angoisse précordiale, pleure, et s'écrie qu'elle va mourir. Le pouls très faible, irrégulier, est à 60, les battements du cœur sont sourds, irréguliers. De larges ecchymoses se sont produites au niveau de la paroi abdominale, aux points de piqûre. Les extrémités sont froides. La température est de 37°2.

Le 9, le pouls radial n'est plus senti ; le pouls fémoral donne 28 pulsations à la minute. La palpation du cœur donne la sensation d'un soulèvement vague, la pointe bat en dehors du mamelon ; les bruits sont très ralentis, extrêmement sourds. La respiration reste absolument normale. Température 37°5. Mort dans la soirée.

Autopsie : Pas d'épanchement pleural ni péricardique.

Le cœur à l'œil nu paraît sensiblement normal, mais un peu dilaté. Pas de lésions endocardiques. Gros caillot fibrineux agonique dans le ventricule droit. Foie gros, violacé.

Examen histologique : Le tissu conjonctif est un peu altéré : un peu d'œdème, d'infiltration leucocytaire. En quelques points, on observe un léger épaississement du tissu conjonctif périvasculaire, avec accumulation de leucocytes. Pas de lésions des tuniques moyennes et internes, vaso-dilatation intense ; quelques foyers hémorrhagiques.

Les fibres musculaires sont très atteintes ; on retrouve les lésions de l'observation précédente : perte de la striation transversale, hyperplasmie, dégénérescence granulo-graisseuse très intense, en foyers.

OBSERVATION VII (Personnelle.)

Angine diphtérique intense ; le septième jour, apparition de troubles cardiaques graves ; avec pâleur, vomissements douleurs précordiales et abdominales ; mort en deux jours.

Ch... Suzanne, malade depuis le 21 novembre, entre à l'hôpital le 29 novembre 1900. Le traitement suivi jusque-là a consisté en badigeonnages de la gorge.

Les amygdales, le voile du palais sont recouverts de fausses membranes épaisses, blanc grisâtre ; les ganglions cervicaux sont très tuméfiés. Pas de jetage.

Le larynx et les poumons sont normaux.

Le pouls est à 110, régulier mais faible, dépressible. Les bruits du cœur sont normaux ; tempér. 38°2.

L'état général est très touché.

Traitement : 10 cc. de sérum antidiphtérique. Lavages de la gorge.

Les jours suivants l'état général reste grave, le pouls est toujours rapide.

Les cultures donnent des bacilles longs et des cocci.

Le 1er décembre, la gorge n'est pas complètement détergée ; on prescrit 20 cc. de sérum antidiphtérique, des injections de sérum artificiel et de caféine ; en effet le visage est très pâle, le pouls faible, arythmique, est à 96. Température 38°.

Le 2 décembre, la température est à 37°1. Le pouls est filiforme, incomptable. Les bruits du cœur sont très sourds, réguliers à 80. A plusieurs reprises se produisent des vomissements.

L'enfant est agité, se plaint de douleurs très violentes dans la région précordiale, sans irradiations vers les bras et de douleurs abdominales très intenses, se produisant par crises.

Les urines restent assez abondantes, mais sont très albumineuses.

Pas de polypnée.

L'algidité, les troubles circulatoires ne font que progresser ; mort le 2 à 11 h. 1/2 du matin.

Autopsie le 3 décembre. — On trouve dans le péricarde deux cuillerées à soupe environ d'un liquide citrin. Le cœur n'est pas dilaté, le myocarde présente un aspect sensiblement normal. Le foie est congestionné, violacé.

Examen histologique. — Les capillaires sont très dilatés, en quelques points on trouve des foyers hémorrhagiques. Les vaisseaux ne présentent pas de lésions importantes ; mais le tissu conjonctif périvasculaire présente en beaucoup de points un nombre anormal de leucocytes migrateurs, accumulés parfois en foyers.

Cette infiltration leucocytaire s'observe d'ailleurs dans les travées conjonctives, élargies ; les noyaux des cellules conjonctifs sont gonflés, tuméfiés ; par place on trouve de larges îlots répondant à la description de Rabot et Philippe : à ce niveau les fibres musculaires sont interrompues, paraissent comme effilochées et viennent se perdre et se confondre avec les fibrilles du réticulum.

A coté de ces lésions, on trouve d'ailleurs des altérations très marquées des fibres musculaires, atrophie hyperplasmique, disparition de la striation, dégénérescence vacuolaire, fragmentation et effritement de la fibre. Sur les préparations traitées par l'acide osmique, on ne trouve point de dégénérescence graisseuse.

OBSERVATION VIII (Résumée)

(Savigné.)

Angine grace. Au dixième jour, pâleur, prostration, ralentissement et faiblesse du pouls. Rythme couplé, pouls bigéminé. Douleurs abdominales, nausées, mort en 3 jours.

C... Thérèse, 7 ans, prise le 30 avril 1890 d'une angine grave. Le 10 mai malgré la disparition presque complète des fausses membranes, l'enfant ne va pas bien ; assoupie, pâle, elle refuse toute alimentation ; 40 battements cardiaques à la minute et petitesse marquée du pouls. Légère paralysie du voile ; quelques douleurs abdominales ; fréquemment nausées, sans véritables vomissements. Pas de dyspnée. A plusieurs reprises attaques syncopales. Le 11 mai, le même état de torpeur persiste ; les battements cardiaques, un peu ralentis, se présentent souvent par groupes de deux (la première révolution étant plus forte et suivie immédiatement par une révolution moins énergique). Le silence qui sépare ces deux révolutions cardiaques est plus petit que normalement. Bref ce rythme rappelle le rythme couplé. Le pouls, petit, présente le plus souvent les caractères du rythme couplé digitalique. Mort le 13 mai.

(Cette observation est rapportée par Sévigné comme un cas de « myocardite interstitielle aiguë » répondant à la description de Rabot et Philippe.)

OBSERVATION IX (Résumée, Huguenin.)

Diphtérie pharyngée et cutanée. Vers le douzième jour, douleurs précordiales, faiblesse du pouls, arythmie, vomissements répétés, syncope. Mort en 6 jours.

C..., Louise, 19 ans. Angine diphtérique intense ayant débuté le 27 juillet 1888 ; production de fausses membranes cutanées au niveau de placards eczémateux. Le 6 août, l'état général est bon, la gorge est détergée, les fausses membranes cutanées ont disparu. Le 7, le pouls est un peu mou ; léger dédoublement du deuxième bruit. Le 8, constriction précordiale avec localisation rétrosternale, mais sans irradiations. Albuminurie intense ; agitation. Le 11, quelques vomissements ; pouls fréquent, un peu arythmique ; le premier bruit est sourd, on note quelques faux pas du cœur. Persistance de l'angoisse précordiale. Le 12, abattement considérable. Syncopes répétées (15 en 3 heures) ; vomissements continuels. Pouls lent, dépressible, irrégulier, à 40. A une pulsation unique succède une pause de quelques secondes puis 5 ou 6 pulsations saccadées, tumultueuses, suivies de nouvelles pauses complètes.

Mêmes phénomènes à l'auscultation. Les modifications portent surtout sur le rythme : le premier et le deuxième bruit sont presque normaux comme timbre. Le cœur est légèrement augmenté de volume. Pas de troubles respiratoires. Pas de phénomènes paralytiques. Le 13, le pouls est filiforme, à 32. Premier bruit sourd, faux pas fréquents. Légère dyspnée ; encore quelques vomissements. Mort le 14 dans la matinée.

(Cette observation est rapportée par Huguenin comme « myocardite infectieuse diphtérique ».)

OBSERVATION X (Résumée)

(Vincent)

*Angine grace. Apparition au 9ᵉ jour d'accidents cardia-
ques ; faiblesse du pouls sans arythmie, affaiblissement des
bruits du cœur, douleurs précordiales, dyspnée ; grosses
lésions du plexus cardiaque à l'autopsie.*

Soldat de 22 ans traité pour une angine strepto diphtérique
grave. Neuf jours après l'entrée, paralysie du voile. La face
prend une teinte blafarde, le pouls est à 90, sans intermittences
mais vide et dépressible.

Les bruits du cœur sont sourds, comme étouffés. Pas de
souffles, pas de palpitations. Le malade accuse de la difficulté
à respirer et une sensation de douleur à la région précordiale.
au creux épigastrique. Le lendemain plusieurs syncopes ; la
dyspnée s'accroît ; le cœur est dilaté, on constate 12 battements.

A l'autopsie lésions cardiaques minimes ; lésions très marquées du plexus cardiaque.

OBSERVATION XI

(L. Henry)

*Angine diphtérique. Pouls lent, arythmique, rythme de Cheyne
Stokes cardiaque coïncidant avec un rythme de Cheyne
Stokes respiratoire atténué. Mort.*

Jean P.... 28 ans. Angine diphtérique grave ayant débuté le
14 novembre 1900. Le 21 novembre la température tombe à 36°.
La respiration est normale. Pas de dyspnée. A l'auscultation
du cœur, on observe un rythme très particulier : après quelques pulsations à peu près normales, le cœur s'arrête brusquement ; ce temps d'arrêt peut durer 15 secondes, puis les
battements reprennent, d'abord très espacés, puis se rappro-

chant de plus en plus, mais sans jamais arriver à la fréquence normale. Après un certain nombre de pulsations qui varient suivant le moment de l'examen (19, 21, 19, 27) nouvel arrêt du cœur, dont la durée varie également de 12 à 17 secondes. Le nombre des battements cardiaques se trouve ainsi réduit à 20, 17 par minute et on a sous l'oreille l'impression d'un véritable Cheyne Stokes cardiaque. Les bruits du cœur sont bien frappés, le choc précordial est assez fort. Le petit silence est normal, pas plus long que d'ordinaire. Pas de souffles.

Le pouls est bien frappé, plus fort cependant quand les pulsations se rapprochent. Pendant les périodes d'arrêt, pas de modifications des pupilles ni de la respiration. Pas de cyanose, mais refroidissement général ; pas de vomissements, mais un peu de hoquet.

Le 25 novembre, le Cheyne Stokes cardiaque coïncide avec un Cheyne Stokes respiratoire atténué. Les systoles s'entendent toujours par petits groupes d'une trentaine environ, séparés par des pauses durant près de 13 secondes et quelquefois plus courtes.

En même temps, ébauche de Cheyne Stokes respiratoire: la respiration se ralentit considérablement, devient plus légère et plus superficielle, puis elle augmente petit à petit et on entend alors une respiration suspirieuse, beaucoup plus ample et beaucoup plus précipitée. Les périodes de dyspnée forte et suspirieuse coïncident toujours avec les périodes d'arrêt du cœur. Pas de cyanose, rien à l'examen des poumons. Les jours suivants, le pouls reste lent et va s'affaiblissant, présentant des intermittences, des différences sensibles dans l'intensité des diverses pulsations. La respiration est irrégulière avec des périodes d'apnée, sans accélération notable (18 à 20 par minute).

Les urines sont fortement albumineuses.

Mort le 26 novembre.

Observation XII

(Léon Henry.)

Pouls lent arythmique avec crises syncopales et épileptiformes

Blanche O..., trente et un ans. Angine diphtérique grave (début le 4 juin 1899).

Le 15 juin, alors que l'état général est meilleur, paralysie du voile du palais, 4 grammes d'albumine par litre. Le 17, la malade est très abattue. La veille, dans l'après midi, elle a eu une syncope. Les bruits du cœur sont très sourds et très lents. Le pouls, régulier, bat 28 à 8 heures du matin. A 11 heures, le pouls est irrégulier : on compte 30 pulsations dans une minute, 4 dans la suivante et brusquement il y a arrêt complet des pulsations et des battements cardiaques. Au moment où le pouls cesse de battre, la face pâlit ; en même temps, les paupières fermées d'habitude, s'entr'ouvent, les yeux se convulsent en haut, la mâchoire se ferme convulsivement et est animée de mouvements de latéralité qui font grincer les dents les unes sur les autres. Les bras et les mains sont animés aussi de mouvements convulsifs. Ces phénomènes durent trois à quatre secondes, puis la face rougit et on recommence à sentir le pouls qui s'accélère, puis se ralentit considérablement pour s'arrêter de nouveau pendant que la face présente les mêmes phénomènes de contracture. Ces accès se reproduisent à intervalles réguliers ; pendant quelque temps on en compte un toutes les cinq ou six minutes. La malade est emmenée dans la soirée par son mari ; pas de nouvelles ultérieures.

Observation XIII

(Suss.)

Angine diphtérique. Coliques gastro-intestinales et douleurs précordiales précédant l'apparition de troubles cardiaques mortels. Absence de phénomènes pulmonaires.

Valentine M..., quinze ans et demi. Prise le 9 septembre 1885 d'une angine diphtérique intense. Le 17 la malade est pâle, très fatiguée. Les fausses membranes ont disparu. Les battements du cœur sont réguliers et énergiques. Pouls régulier à 80. Le 18, paralysie du voile. Les jours suivants, état stationnaire, paraissant plutôt s'améliorer. La malade a quelques vomissements. Le 22, légère douleur à la région précordiale, pouls à 90. Dans la nuit, apparition de violentes coliques, sans diarrhée, mais avec vomissements, et des douleurs cardiaques angoissantes. Les battements du cœur sont plus sourds, un peu plus fréquents, le pouls à 90 environ est légèrement affaibli. Le 23, dans la soirée, nouvelle crise de douleurs gastro-intestinales violentes accompagnées d'envies fréquentes d'aller à la selle. Deux fois seulement, il y eut quelques matières. En même temps grande anxiété, horribles douleurs dans la région du cœur. Pâleur extrême de la face, pouls très petit, régulier, à 120. La respiration est normale, *pas de dyspnée* (comme le fait remarquer Suss, ce fait seul condamnerait la dénomination de « paralysie cardio-pulmonaire »; il faudrait appeler ce cas « paralysie cardio-abdominale »). Brusquement, la malade déclare qu'elle va mourir, que ses yeux se troublent et pousse un grand cri. Les battements du cœur s'arrêtent. La respiration continue encore pendant quelques secondes d'une manière automatique.

OBSERVATION XIV

(Fromaget)

Paralysie cardio-pulmonaire à évolution rapide.

H... Marie, six ans. Angine diphtérique et croup, ayant débuté le 18 novembre 1890. Le 28 novembre à l'entrée à l'hôpital, l'état général est grave, le tirage intense, la trachéotomie est pratiquée d'urgence. A ce moment les battement du cœur sont précipités, bien frappés. Le pouls est petit, très fréquent.

Le 1er décembre, les fausses membanes ont en partie disparu.

Pas d'albumine dans les urines, dont la quantité n'est pas
diminuée. Le pouls est fréquent, filiforme : pas de souffles cardiaques. Aucun phénomène de paralysie diphtérique ; vomissements à plusieurs reprises. L'état paraissait stationnaire,
quand brusquement à deux heures de l'après-midi l'enfant est
prise subitement d'une dyspnée intense, revêtant le rythme de
Cheyne Stokes ; l'auscultation ne révèle aucune lésion pulmonaire. La face et les extrémités deviennent d'une pâleur extrême, l'agitation est très marquée. Le pouls est petit, presque
imperceptible, les battements du cœur sont ralentis, faibles,
la température est à 39°6. A quatre heures la dyspnée persiste,
l'enfant se soulève et retombe morte sur son lit.

OBSERVATION XV

(Dubrisay)

Troubles cardiaques à début tardif ; palpitations; pouls lent
avec arythmie extrême. Guérison.

M. L..., quarante-cinq ans. Dans ses antécédents, on relève
vingt-deux ans auparavant une première angine diphtérique,
suivie d'une paralysie généralisée qui dura six mois. A l'âge
de quarante-cinq ans, nouvelle angine, d'une intensité
moyenne. Quinze jours environ après guérison de cette nouvelle
attaque, alors que le malade avait repris ses occupations, il fut
pris d'une grande faiblesse, de crises d'anéantissement.

Un mois plus tard, des palpitations apparaissent, les battements du cœur deviennent d'une extrême lenteur. très faibles et
d'une notable irrégularité : « C'est suivant l'expression de Po-
tain qui vit le malade, un cœur digitalisé. Tantôt le premier
bruit, tantôt le deuxième était dédoublé, tantôt les deux bruits
l'étaient l'un après l'autre. Il n'y avait plus d'accord entre les
battements de la radiale et du cœur. Les ondées cardiaques
semblaient trop faibles pour arriver toutes jusqu'à l'avant-bras
et en effet les intermittences et les irrégularités étaient plus

nombreuses au pouls qu'au cœur. Le nombre des pulsations resta quinze jours à 50, 42, 28 même ».

Le cœur ne paraissait pas dilaté ; comme phénomènes subjectifs, on notait quelques palpitations rares et peu marquées. La guérison fut longue à venir. La moindre fatigue ramenait des intermittences et de l'essoufflement.

OBSERVATION XVI

(Landouzy.)

Paralysie généralisée, débutant par des troubles cardiaques (angine de poitrine, ralentissement du pouls, tendances syncopales). Guérison.

G. M., 27 ans. Interne des hôpitaux. Soumis depuis trois mois à des causes multiples de dépression physique et morales.

Atteint d'angine diphtérique intense le 12 mai 1878. Albuminurie intense (12 à 14 grammes par litre). Persistance des fausses membranes pendant quinze jours, gênant la déglutition, donnant à la voix le timbre angineux. Cependant, il n'y a pas à proprement parler de paralysie du voile, ce n'est qu'exceptionnellement que pendant la déglutition le malade rejette le liquide par les fosses nasales. Vingt jours environ après le début de la maladie, alors que l'état général était bon, que l'albumine sous l'influence du régime lacté avait diminué, le malade, un soir, à la suite d'un effort pour aller à la garderobe, fut pris d'une douleur extrêmement vive dans la région précordiale, douleur pongitive, qui s'irradia bientôt du côté de l'angle inférieur du scapulum gauche et dans l'épaule et le bras du même côté.

Simultanément les battements du cœur diminuèrent de fréquence, le pouls de 84 tomba à 42. Un sentiment d'oppression, des frissons, des horripilations, des sueurs froides se montrèrent.

Le malade eut des envies de vomir et rejeta une certaine quantité de liquide stomacal. Le malade fut porté dans son lit. Le décubitus sur la région précordiale, la pression profonde semblèrent calmer la douleur. Après une heure et demie de durée, les phénomènes douloureux disparurent. Le malade ayant perdu presque connaissance, s'endormit et se réveilla couvert de sueur, après trois ou quatre heures de sommeil, ne conservant de la crise qu'un sentiment profond de fatigue. Le cœur, ausculté avec soin, ne présentait rien d'anormal dans ses bruits. Le pouls conservait encore le lendemain quelques irrégularités. Trois jours après, et presque à la même heure, apparition des mêmes phénomènes se déroulant dans le même ordre. Une troisième et dernière crise se montra, moindre que les précédentes au point de vue de l'intensité des symptômes et de la sensation d'abattement. Jamais on ne constata aucun signe de lésion cardiaque. Le vingt-sixième jour de la maladie, l'albumine, qui avait diminué progressivement, avait complètement disparu.

Le vingt-huitième jour (8 jours après l'apparition des premiers accidents cardiaques) apparition d'une paralysie complète du voile du palais, puis des cordes vocales. Trois semaines plus tard, alors que ces troubles s'atténuaient, paralysie des muscles de l'accommodation.

Le malade se croyait guéri, les troubles oculaires avaient cessé quand survint une paralysie des membres inférieurs avec troubles sensitifs, démarche tabétiforme.

Enfin, le 1er septembre, la guérison était définitive.

OBSERVATION XIII

(Gulot)

Accidents cardio-pulmonaires à évolution lente. — Mort.

Enfant de 8 ans. Angine et croup diphtériques. Huit jours après l'entrée à l'hôpital, paralysie du voile du palais. Deux jours plus tard apparaissent des douleurs abdominales vio lentes, une pâleur extrême de la face, quelques vomissements, un peu de dyspnée. Les jours suivants, la dyspnée devient intense, le cœur se met à battre d'une façon désordonnée ; pendant quinze jours ces accidents persistent, l'enfant maigrissant progressivement ; les vomissements s'accusent et deviennent incoercibles. Les pulsations de la radiale sont à peine perceptibles, les bruits du cœur très sourds, la dyspnée est excessive, sans signes d'auscultation. La mort survient le quinzième jour, après le début des accidents cardio-pulmonaires, au milieu d'une agitation extrême.

OBSERVATION XVIII

(Duchenne de Boulogne).

Troubles cardio-pulmonaires survenant par crises (crises bulbaires). Mort.

Mme X..., 21 ans. — Angine diphtérique ayant débuté le 22 février 1869. La malade présentait depuis plusieurs jours les signes d'une paralysie du voile et du pharynx, lorsque le 21 mars, elle tombe dans un état syncopal avec désordres circulatoires et respiratoires des plus graves : la face est extrêmement pâle, les lèvres décolorées, le nez et les extrémités sont froides ; anxiété précordiale avec étouffements, respiration un peu haletante malgré un rythme normal des mouvements respiratoires, petitesse et fréquence extrême du pouls (130 à 140) avec irrégularités et intermittences telles que souvent 6 ou 8 pulsations manquent successivement ; à l'auscultation du cœur, arythmie très marquée. Faradisation cutanée sur la région précordiale, principalement au niveau de la pointe du cœur en ayant soin de commencer par une dose excessivement faible et en augmentant graduellement l'intensité du courant d'induction jusqu'à provoquer à la peau un picotement léger. Après quelques minutes, et pendant le passage du courant, le pouls diminue de fréquence, se régularise, reprend de la force. L'anxiété précordiale et les étouffements disparaissent. Plusieurs fois cependant dans la journée, il faut revenir à la faradisation cutanée précordiale, et toujours avec le même succès.

Tout danger semblait écarté, lorsque le 29 mars survient une diplopie qui dure environ une heure, puis une hémiplégie gauche complète, avec hémianesthésie, tous symptômes qui disparaissent rapidement sous l'influence de la faradisation. Mais les troubles cardiaques reparaissent, plus graves encore que les précédents, car la suspension des battements du cœur est plus fréquente et dure plus longtemps. Bientôt surviennent des désordres pulmonaires; respiration irrégulière, haletante, orthopnée, étouffements. Cette fois la faradisation reste sans résultats. Mort le 2 avril.

OBSERVATION XIX

(Cadet de Gassicourt.)

*Paralysie diphtérique à généralisation progressive
avec troubles cardio-pulmonaires terminaux.*

Enfant de 5 ans, entré à l'hôpital le 5 janvier 1882 pour angine diphtérique et croup. Le 16, paralysie du voile du palais La maladie paraissait stationnaire lorsque le 18 la paralysie frappe les membres inférieurs, gagnant rapidement les muscles de la nuque, les bras : le 19. À 7 heures du matin, apparition de nausées, vomissements, dyspnée, tachycardie extrême, cyanose de la face et des extrémités : la respiration, les battements du cœur se ralentirent de plus en plus et le malade succomba, asphyxié et algide, à 10 heures du matin.

CONCLUSIONS

1° On observe dans la diphtérie des troubles cardiaques caractérisés par l'abaissement énorme de la tension artérielle, l'affaiblissement progressif des contractions cardiaques, avec pâleur de cire de la face, vomissements intenses, parfois phénomènes douloureux et dyspnée *sine materia*.

Ces accidents, d'un pronostic grave, doivent être distingués des troubles légers : ralentissement du pouls, parfois arythmie et palpitations, qu'on observe dans la convalescence et qui coïncident avec une amélioration progressive de l'état général.

2° Les lésions du cœur dans la diphtérie sont constantes ; elles portent primitivement sur la fibre musculaire ; les lésions interstitielles sont secondaires, et inconstantes.

Ces lésions, par leur banalité même, ne rendent pas compte des accidents cardiaques observés ; aucune d'elles ne leur est spéciale.

3° Les lésions de l'appareil d'innervation du cœur sont encore mal connues ; mais la physiologie nous montre l'extrême importance des troubles des centres

et des nerfs vaso-moteurs et cardiaques dans l'intoxication diphtérique.

4° Nous pensons qu'on a beaucoup abusé de la
« myocardite » ; son existence reste douteuse.

Nous préférons le terme de « paralysie cardiaque »
qui a l'avantage de ne rien préjuger de la pathogénie
encore obscure des accidents cardiaques de la diphtérie.

BIBLIOGRAPHIE

ARLOING et LAULANIÉ. — *Arch. de physiol.*, 1895.

ARNHEIM. — *Archio. f. Kinderheilk.*, 1891, nᵒˢ 5 et 6.

BAGINSKY. — *Arch. f. Kinderheilk*, 1881, p. 457.

BAILLY. — Paralysies consécutives à quelques maladies aiguës. *Th.*, Paris, 1872.

BARBIER. — Du pouls lent post-diphtérique (*Soc. méd. des hôp.*, 5 décembre 1901).

BARBIER et TOLLEMER. — *Soc. méd. des hôp.*, 29 oct. 1897.

BARD. — Précis d'anatomie pathologique.

BARRY. — *British med. journ.*, juillet 1858.

BEAU. — *Gaz. des hôp.*, 1858.

BEAUMÉ. — Contribution à l'étude des myocardites. *Th.*, Paris, 1892.

BEAUVERDENEY. — Étude critique sur l'endocardite diphtérique. *Th.*, Paris, 1872.

BENVENUTI. — *Clin. méd. ital.*, 1900, nᵒ 1.

BEVERLEY-ROBINSON. — De la thrombose cardiaque dans la diphtérie. *Th.*, Paris, 1872.

BIERNACKI. — *British med. journ.*, 30 déc. 1899.

BILLARD. — *Gaz. méd. de Paris*, 1865.

BIRSCH-HIRSCHFELD. — *Jahresb. der Gesells. f. natur. u. Heilkunde in Dresden*, 1870.

BISSEL. — *Transact. of the med. Society of the State of New York*, 1862.

Blocq. — Des altérations du myocarde dans les maladies infectieuses. (*Gaz. hebd. de méd.*, 1891.)

Boissarie. — *Gaz. hebd. de méd.*, 1881.

Bouchut et Labadie-Lagrave. — Comptes rendus de l'Académie des sciences, juillet 1872.

Breestowe. — *Medical Times*, 1859.

Bridger (John). — On diphteria, *Med. Times*, 1864.

M. Bruck. — Pharyngitis crouposa. Degeneratio adiposa cordis *Allgem. med. Centr. Zeitung*, 1889, n° 82.

Buhl. — *Einiger über diphterie Zeitschrift f. biologie*, 1868.

Cadet de Gassicourt. — Traité clinique des maladies de l'enfance, t. iii, p. 412.

Callandrau-Dufresse. — Contribution à l'étude du croup. *Th.*, Paris, 1873.

Chantemesse et Lamy. — Action des toxines microbiennes sur le cœur. Congrès de médecine, Paris, 1900.

Chapin. — *The medical Record*, 1898.

Charrin et Barbier. — Influence des toxines sur le cœur. *Arch. de physiol.*, 1897, p. 555.

Charrin et Gley. — Académie des sciences, 19 juin 1893. Société de biologie, 3 juin 1893. *Arch. de physiol.*, 1890 et 1891.

Chisloup. — De la paralysie cardio-pulmonaire dans la diphtérie. *Th.*, Paris, 1886.

Mac-Collom. — A Clinical Study of 800 cases of diphteria (*Medic. and surg. reports of the Boston City Hospital*).

C. Comba. — Sulle alterazioni del cuore nella difterite sperimentale. *Lo sperimentale*, 1894, p. 255.

Courmont et Doyon. — De la marche de la température et de la vaso-dilatation dans l'intoxication diphtérique expérimentale (*Arch. de physiol.*, 1895, p. 252).

Demme. — Mittellungen uber eine diphterlepidemie. (*Jahrbuch f. Kinderheilk.*, t. i.)

Dewèvre. — De la mort subite dans la fièvre typhoïde. *Arch. gén. de méd.*, 1887.

Dubrisay. — *Union médicale*, 1877, p. 208.

Duchenne (de Boulogne). — Traité de l'électrisation localisée, 1872.

Egas-Moniz. — Alterações anatomo patologicas n'a diphteria. (*Coimbra medica*, 1900).

Enriquez et Hallion. — Sur les effets physiologiques de la toxine diphtérique. *Arch. de physiol.*, 1895, p. 515 et 1898, p. 393.

Fenyvessy. — Uber die Wirkung des diphterietoxins auf das Froschherz. (*Jahrbuch f. Kinderheilk.*, Bd. xliii).

Friedemann. — Blutdruckmessungen bei diphterie. (*Jahrbuch f. Kinderheilkunde*), 1893, p. 50.

Fromaget. — Paralysie cardio-pulmonaire isolée et d'emblée. *Revue des maladies de l'Enfance*. 1891, p. 69.

Gee Samuel. — Repeating vomiting a bad prognostic in diphteria. *St-Barthol. hosp. Rep.*, xxv, p. 69.

Gerlier. — Mort par les concrétions cardiaques dans la diphtérie. *Th.*, Paris, 1866.

Giacomelli. — Il miocardio nelle infezezioni, etc. *Policlinico*, viii, 3 et 4.

Oley. — *Traité de pathol. générale*, de Bouchard, t. iii, p. 139 et 172.

Guebel. — Beitrag zur fettigen degeneration des Herzens (*Centralbl. f. allgem. pathol.*, 1893, p. 721.)

Greenhow. — *Med. Times and Gazette*, 1859.

Grön (K.). — Akut hjertedilatation og Kornet degeneration of hjertemusculaturen i Rekonvalescentsen efter svœlgdifterit (*Norsk magasin for Lœgevidenskaben*, 1887, p. 616-659).

Gubler. — Bulletins de la Société de biologie, 1861.

Gulat. — Essai sur la paralysie diphtérique du pneumogastrique. (*Thèse*, Paris, 1881.)

Guthrie. — *The Lancet*, avril 1891, p. 803.

Guttmann. — Uber myocarditis bei diphterie. (*Zeitschrift f. Klin. med.*, 5.)

Hallopeau. — Des paralysies bulbaires. *Th.* d'agrégation, Paris, 1875.

Hayem. — Etudes sur les myosites symptomatiques, 1870. Paris. Des manifestations cardiaques de la fièvre typhoïde. (*Progrès médical*, 1875.)

HENOCH. — *Berlin. Klin. Wochenschrift*, 1886.

HENRY (L.). — Pouls lent diphtérique, *Th.*, Paris, 1901.

HERMKES. — Paralysie du cœur dans la diphtérie. *Th.*, de Bonn, 1897.

HESSE. — Beitræge zur pathol. anat. des diphtericherzens. (*Jahrbuch für Kinderheilk.* Bd. xxxvi, 1892.)

HILLIER. — *Med. Times.* 1861. — *Diseases of children*, 1868.

HOCHHAUSS. — Ueber diphterische Lehmung. *Virchow's Archiv.*, 1891.

HOMOLLE. — Contribution à l'étude de la diphtérie. Lille, 1875.

HOWARD (W.). — A case of acute ulcerative endocarditis due to the bacillus diptheriæ. (*Americ. Journ. of the Sciences*, déc. 1894).

HUCHARD. — Soc. méd. des hôpitaux, 1891. Congrès de Lille, 1899.

HUGUENIN. — Etude anatomo-pathol. et clinique de la myocardite infectieuse diphtérique. *Th.*, Paris, 1890 et *Gazette des Hopitaux.*, 14 mars 1891.

JAEGER. — Ueber Herz vergrœsserung bei Scarlach und diphterienephritis. *Münch. med. Abhandl.*, ii, 8.

KNÉPEN (E.). — Etude comparée de la myocardite diphtérique expérimentale et de la myocardite diphtérique humaine. (*Th.*, Lyon, 1901.)

KLIMOFF (J.) — Lésion des ganglions cardiaques dans la paralysie cardiaque diphtérique. (*Archives de Podwysotsky*, t. VI, f. v.)

KLITINE (J.). — Lésions anatomo-pathologiques des organes parenchymateux au cours de la diphtérie expérimentale. *Arch. des sciences biologiques de St-Pétersbourg*, 1900-1901, p. 103-130.

KREHL. — Beitræge zur pathologie der Herzk-Kappenfehler (*Deutsch. Arch. f. klin. Med.*, 1897.)

LAACHE (S.) — Recherches cliniques sur quelques affections cardiaques non valvulaires. *Revue de méd.*, 1895, p. 713.

LABADIE-LAGRAVE. — Th., Paris, 1873.

LAING-GORDON. — *British med. Journal.* 1898.

Landouzy. — Des paralysies dans les maladies aiguës. Thèse
    d'agrégation. Paris, 1880.
Larcena. — Des Tachycardies. Th., Paris. 1891.
D. Lees. — Acute dilatation of the heart in diphteria, etc...
    British med. Journal, 5 janvier 1901.
Letulle. — Troubles fonctionnels du pneumogastrique. Th.
    d'agrégation. Paris, 1883.
— Anatomie pathol. Cœur, vaisseaux, poumons. Paris, 1897.
Levy. — Herzaffectionen nach diphterie. (Zeitschrift f. Klin.
    med. 1).
Leyden. — Ueber die Herzaffectionen bei der diphterie. (Zeits-
    chrift für Klin med., 1882, p. 331.)
Licharewski. — Russkaja medicina., 1887, et Jahrbuch für
    Kunderheilk. T. xxviii, fasc. 2.
Lichtfield. — Australasian med. Gaz. 21 février 1898.
Lorain et Lépine. — Article Diphtérie, dictionnaire Jaccoud.
Lœwenthal Waldemar. — Ueber die waschsartige degenera-
    tion der Herzmuskels bei diphterie. (Centralbl. f. allgem.
    pathol., 1900, p. 612.)
Magne. — Th., Paris, 1878.
Maingault. — Th., Paris, 1861. De la paralysie diphtérique.
Manicatide. — Sur les paralysies d'origine centrale à la suite
    de la diphtérie. (Revue mensuelle des mal. de l'enfance,
    octobre 1896, p. 465.)
H. Martin. — Recherches sur la nature et la pathogénie des
    lésions viscérales consécutives à l'endartérite oblitérante
    et progressive. (Revue de médecine, 1881, p. 369 et 1883,
    p. 81).
Meigs. — American Journal of the med. sciences, 1861.
Melville Hubbard. — Heart complications in diphteria. (Medi-
    cal and sury. reports of the Boston City hospital, 1898).
Mendel. — Berlin. Klin. Wochenschrift, 23 mars 1885.
Meyer (P.). — Virchows Archiv., 1881.
Mircoli. — Sulle alterazione acute del miocardio per stimuli
    semplici e specifici. (Arch. per le scienze med., 1889).
Mollard et Regaud. — Lésions du myocarde dans l'intoxica-
    tion aiguë par la toxine diphtérique. (Société de biologie,

21 décembre 1895. *Annales de l'Institut Pasteur*, février 1897.)

MOLLARD et REGAUD. — Lésions chroniques expérimentales du myocarde consécutives à l'intoxication diphtérique. (Société de biologie, 10 et 17 juillet 1897. *Journal de physiol. et pathol. générale*, 1899, p. 1186.

— Etude expérimentale des myocardites aiguës. (*Journal des praticiens*, 21 avril 1900).

MOORE (J.) — Angina pectoris and heart palsy of acute infective diseases. (*The Dublin Journal of med. Sciences*, février 1890, p. 129).

MOSLER. — Ueber collaps bei diphterie. Th. de Leipzig, 1872 et *Archiv. der Heilkunde*, 1873.

MOULINIER. — Du mécanisme des troubles circulatoires dans l'intoxication dipht. aiguë (Th. Bordeaux, 1898).

MOURAVIEFF. — De l'influence de la toxine dipht. sur le système nerveux des cobayes. (*Arch. de méd. expérim.* 1899, p. 1184.)

MYA. — Endocardite au cours d'une angine dipht. (*Rivista crit. di clin. méd.* 25 mai 1901.)

NOC. — Ganglions nerveux du cœur chez le chien. Modifications dans l'intoxication dipht. expérim. aiguë. Th. Bordeaux, 1900.

ŒRTEL. — *Die pathogenese der epidem. diphterie*, 1887.

PAPKOFF. — Sur les modifications du muscle cardiaque dans la diphtérie. *Vratch*, 1895.

PÉRATÉ. — Th. Paris, 1858.

PARROT. — *Arch. de physiologie*, 1874.

R. PETIT. — Note sur 18 cas de paralysie diphtérique *Revue mensuelle des maladies de l'enfance*, février 1897.

POESSLER et ROMBERG. — Congrès allemand de méd. interne de Wiesbaden. 1893. *Weitere mitteilungen über das Verhalten von Herz und Vasomotoren bei Infections Krankheiten.*

POYNTON. — Etude sur le myocarde dans la diphtérie, etc... (*Lancet*, 12 mai 1900).

Rabot et Philippe. — De la myocardite diphtérique aiguë
(*Archives de méd. expérim.*, 1891).

Reiche.—*Jahrbücher der Hamburg Krankenanstalten*, Bd. IV.

Renaut. — Rapport sur les myocardites. Congrès Français de
médecine (Lille, 1899).

G. Reynaud. — L'hypotension artérielle et sa valeur clinique
dans les états infectieux (*Th.*, Paris, 1901).

Ribbert. — Ueber myocarderkrankungen nach diphterie
(*Mitheilungen a. d. Grenzgebieten der medic. u. chirurg.*
1899).

— Ueber experimentelle myo und endocarditis (*Fortsschrift d.
med.*, 1886).

Richardson. — *Med. Times*, 1860.

Roger. — Les myocardites aiguës. *Presse médicale*, 20 juillet 1895. Poison cardiaque d'origine microbienne (c. r.
de Société de biologie, 28 janvier 1893 et 18 février 1893).

Rolleston. — *Clinical Journal*, janvier 1900.

Rolly. — Ueber die Wirkung des diphterie giftes auf das
Herz (*Arch. f. exper. path. u. pharm.*, 1899, p. 283).

Romberg. — Ueber die Erkrankung des Herz muskels...
Deutsche Arch. f. Klin. med., XLIX, p. 413 et *Jahrbuch f.
Kinderheilkunde*, XXXVI, p. 389).

Rosenbach. — Myocarditis diphterica (*Virchow's Archiv.*
1877, p. 352).

Sanné. — De la diphtérie, Paris, 1877.

P. Savigné. — Des altérations du myocarde dans la diphtérie
(*Th.* Lyon, 1891.)

G. Scagliosi. — *Arch. f. path. anat.* CXLVI.

Schamschin. — Beitraege zur pathol. des Hermuskels (*Beitraege zur pathol. anat.*, 1895, p. 47).

Schemm. — Ueber die Veranderung der kerzmusculatur bei
diphterie (*Virchow's Archiv.*, 1890 et *Jahrbuch. f. Kin-
derhalk.*, XXXII).

Schneder. — Herzkrankeiten nach Scharlach und diphterie
(*Th.* Berlin, 1895).

Sevestre. — De l'asthénie cardiaque chez les enfants atteints
de maladie infectieuse (*Progrès médical*, 1891, p. 472).

A. Steffen. — Sulle cardiopatie nella difterite. *La pediatria*, 1899.

Stein. — Untersuchungen über die myocarditis (*Gekrœnte Preissricht München*, 1861).

Steffen. — *Jahrbuch f. Kinderheilkund.* xxvii et *Edinburgh med. Journal*, 1888.)

Suss. — Paralysie diphtérique du pneumogastrique (*Revue mensuelle des maladies de l'enfance*, juillet-août 1887.

Talamon. — Compte-rendu de 108 autopsies de diphtérie (*Bull. de Soc. Anat.* 1879, p. 180).

Teissier et Guinard. — Recherches expérimentales sur les effets des toxines microbiennes (*Archives de méd. expérimentale*, 1897).

Thérèse. — Etude des artérites secondaires aux maladies infectieuses (*Th.* Paris, 1893).

Thomas, John Jenks. — Acute degeneration of the nervous system in diphteria (*Med. and surg. reports of the Boston City hospital*, 1898).

Thompson. — *Med. Times*, 1860.

Unruh. — Ueber myocarditis nach diphterie (*Jahrbuch f. Kinderheilk*, 1883).

Variot. — La diphtérie et la sérumthérapie, Paris 1898.

Veronese. — Die postdiphterische Herzlœmung (*Wiener Klin. Wochenschrift*. 1893).

Vincent. — *Archives de méd. expérim.*, juillet 1891.

Welch et Flexner. — The histological changes in experimental diphteria (*John Hopkin's Hospital Bulletin* 1891, n° 15 et 1892, n° 20).

Werner. — *Gaz. des Hôp. de Linz*, 1812.

Winckler. — Die Blut Klumpen in der Hautigen Braune (*Wien* 1852).

Wingrave. — *The Lancet*, 1872.

Winters. — *The med. Record*, 1898.

Ziemmsen. — Ueber diphterische Lœhmungen (*Med. chir. Rundschau*, 1899).

IMPRIMERIE F. DEVERDUN, BUZANÇAIS (INDRE).

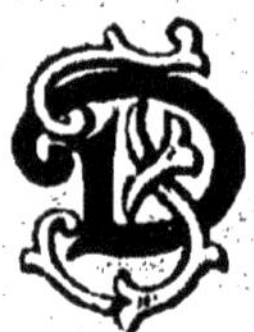

BUZANÇAIS (INDRE), IMPRIMERIE F. DEVERDUN.

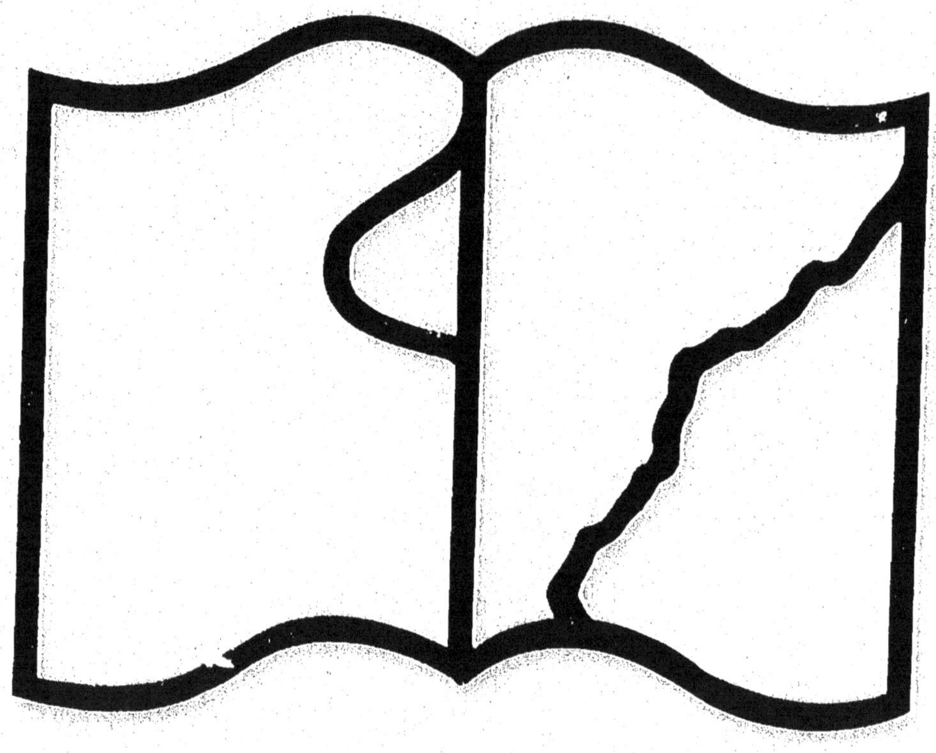

Texte détérioré — reliure défectueuse

NF Z 43-120-11

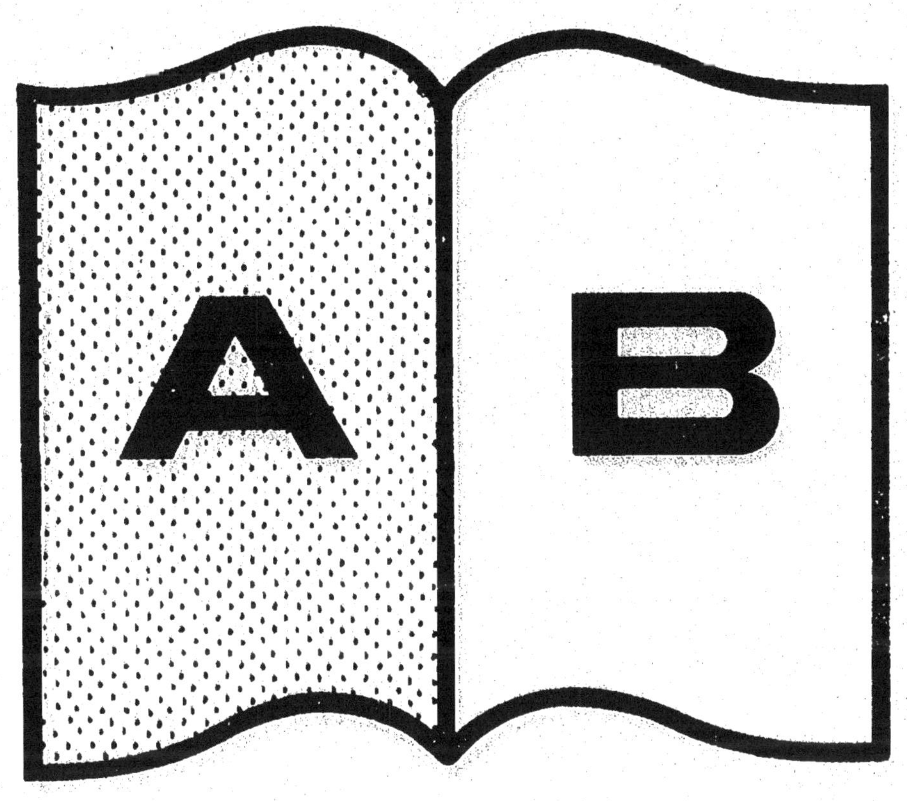

Contraste insuffisant

NF Z 43-120-14

www.ingramcontent.com/pod-product-compliance
Ingram Content Group UK Ltd.
Pitfield, Milton Keynes, MK11 3LW, UK
UKHW022259120726
13694UKWH00003B/1138